Josef Smolle

Klinische MC-Fragen rasch und einfach erstellen

Josef Smolle

Klinische MC-Fragen rasch und einfach erstellen

Ein Praxisleitfaden für Lehrende

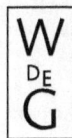

W DE G

Walter de Gruyter
Berlin · New York

Univ.-Prof. Dr. Josef Smolle
Rektor der Medizinischen Universität Graz
Auenbruggerplatz 2/IV
A-8010 Graz, Österreich

ISBN 978-3-11-020854-2

Bibliografische Information der Deutschen Nationalbibliothek

Die Deutsche Nationalbibliothek verzeichnet diese Publikation in
der Deutschen Nationalbibliografie; detaillierte bibliografische Daten
sind im Internet über http://dnb.d-nb.de abrufbar.

Layout und Satz: vitaledesign, Berlin, Einbandgestaltung: deblik, Berlin, Druck
und buchbinderische Verarbeitung: AZ Druck und Datentechnik GmbH, Kempten/
Allgäu

Inhalt

1. Für wen ist dieses Buch?

Multiple-Choice (MC)-Fragen sind aus der medizinischen Ausbildung schon seit vielen Jahren kaum wegzudenken. Dabei werden sie prüfungsdidaktisch immer besser erforscht und in verschiedenen Varianten ausdifferenziert und erweitert. Wenn man sich nicht speziell mit Prüfungsmethodik beschäftigt, ist es kaum mehr möglich, all diesen Entwicklungen zu folgen. Dabei ist nicht nur von A-pos- und A-neg-Fragen, oder von k-Fragen und k-prim-Fragen, sondern auch von Key-feature-Questions, von Extended-matching-items, von R-, PickN und RF-Fragen die Rede.

Hier zum Spezialisten zu werden, ist eine Wissenschaft, beinahe eine Kunst. Was ist aber mit den vielen Kolleginnen und Kollegen, die willens – oder gezwungen – sind, für diverse Anlässe MC-Fragen zu schreiben? Zur Evaluierung eines Studentenpraktikums, für Modulprüfungen oder FIPs und SIPs in Reformstudiengängen, oder gar für Facharztprüfungen?

Nicht wenige von uns haben schon lange und bange Stunden verbracht, um uns MC-Fragen abzuringen. Die erste ging ja noch, die zweite sogar noch ein bisschen leichter, aber bei der dritten – da fallen einem nur mehr 2 statt 4 falsche Alternativen ein. Nun – die fehlenden zwei falschen Alternativen kommen einem nach intensivem Nachdenken doch noch. Sie passen zwar nicht ganz, sind ziemlich offensichtlich falsch, weil unsinnig, aber Frage drei wäre doch noch abgeschlossen. Aber was jetzt? Man sollte 10–12 Fragen abliefern, so will es der Modulkoordinator (oder der Facharztprüfungskoordinator oder der Lehrveranstaltungsleiter oder der Studiendekan oder …), und nun steckt man schon nach drei Fragen fest. „Wenn von Ihrem Thema keine Fragen zur Prüfung kommen, dann wird das Thema von vielen Studierenden auch nicht ernst genommen!" – diese Warnung haben wir stets im Ohr. Mein Thema ist doch so wichtig, aber mehr als drei Fragen kriege ich nicht hin!

Dabei ginge es verhältnismäßig einfach. Gute Fragen zu schreiben. Klinisch relevante Problemstellungen zu generieren. Auf verschiedene Aspekte einzugehen. Den Schwierigkeitsgrad gezielt zu modifizieren. Und vor allem: Unbekümmert Fragen zu schreiben, so viele man braucht und so viele man möchte. Ohne Krampf, ohne Kopfzermartern, ohne sinnlose Falschantworten, ohne doppelte Verneinungen.

Der Weg dazu ist nicht sehr lang – der Umfang dieses Leitfadens daher auch bewusst begrenzt – und das Ergebnis ist die geringe Mühe wert. In welcher Form und Funktion Sie auch immer an der Generierung von MC-Prüfungen im klinischen Bereich beteiligt sind: Das kleine Buch hilft Ihnen, dass Sie aus Ihrer ärztlichen Erfahrung schöpfen und diese unmittelbar für gute, sinnvolle, herausfordernde und befriedigende MC-Fragen nutzen können. Egal ob Erstsemestrigen-Einstiegs-Test oder Facharztabschlussprüfung – das Buch ist dazu da, Ihnen die Prüfungsfragen-Generierung zu erleichtern und die Qualität der Prüfungen im klinischen Kontext zu erhöhen.

Lern- und prüfungstheoretische Aspekte sind in diesem Leitfaden auf ein absolut notwendiges Minimum beschränkt. Gerade soweit sie notwendig sind, die Richtlinien und Ratschläge zu begründen und gedanklich einordnen zu können. Breiter Raum ist dagegen praktischen Beispielen gewidmet, und kein Element wird eingeführt, ohne dass es nicht exemplarisch dargestellt wird. Diese Beispiele sind auch nicht abstrakt, sondern aus tatsächlichen klinischen Problemstellungen gewonnen. Oft sind die Beispiele aus der Dermatologie – meinem eigenen klinischen Fach. Jedes Beispiel ist aber auch fachlich-dermatologisch soweit erläutert, dass das Prinzip verständlich wird und Sie jeden Punkt unschwer auf Ihr eigenes klinisches Fach übertragen können.

Der Großteil der folgenden Ausführungen bezieht sich auf einen Fragentyp, bei dem die beste Antwort aus fünf Möglichkeiten auszuwählen ist. Es gibt ganz wenige Exkursionen zu anderen Fragentypen, aber im Wesentlichen wird die Konzentration auf diesen einen Fragentyp durchgezogen. Das hat mehrere Gründe: Erstens werden Sie sehen, dass Sie damit fast alle inhaltlichen Bereiche klinischen Wissens problemlos abdecken können. Zweitens ist dieser Fragentyp am einfachsten durch die Autorinnen und Autoren zu generieren und drittens auch am besten nach Schwierigkeitsgrad und Zielgruppe zu steuern. Viertens wird dieser Fragentyp auch von allen elektronischen Systemen, wie sie in zunehmendem Maß zur Unterstützung der Prüfungsplanung und –abhaltung verwendet werden, unterstützt. Schließlich ist der Fragentyp „eins aus fünf" auch testtheoretisch am besten abgesichert und wird durch keinen anderen Fragentyp übertroffen.

Die Grundzüge, wie solche Fragen gut und rasch und sinnvoll entwickelt werden können, sind für alle klinischen Bereiche ähnlich. Ob Sie chirurgisch oder psychiatrisch tätig sind, ob Sie Allgemeinmedizinerin bzw. Allgemeinmediziner sind, Pathologie vertreten oder ein vorklinisches Grundlagenfach – in jedem Fall werden Sie hier unmittelbar Anwendbares für Ihre Aufgaben aus Fragenautorin bzw. –autor vorfinden.

2. Ärztliche Tätigkeit ist eine Kunst – was soll ich da mit MC-Fragen? – Ein Stehsatz, und wie man mit ihm aufräumt

MC-Fragen (Multiple-Choice-Fragen), Fragen, bei denen man im idealen Fall bloß eine von fünf Möglichkeiten ankreuzen muss – kann das nicht jeder Schimpanse? Wie soll es damit möglich sein, klinisches Wissen zu prüfen? Erziehen wir unsere Studierenden zu einfachen „Ankreuz-Äffchen" ohne jedes Verständnis? Wo bleibt die kreative Auseinandersetzung, das Verstehen von Zusammenhängen, wo das Gespräch, wo der intensive Gedankenaustausch zwischen Prüfling und Prüferin bzw. Prüfer, wie sie in mündlichen Prüfungen vorkommt? Wie soll man die Komplexität einer klinischen Problemstellung mit ein paar wenigen Antwort-Alternativen abdecken? Wie soll man die Studierenden dazu motivieren, in sinnvollen Zusammenhängen zu lernen, wenn bei den Prüfungen wieder bloßes „Kreuzerl-Wissen" verlangt wird? Und was ist schließlich mit Personen, die sich bei MC-Prüfungen so schwer tun und dabei sonst angeblich so gute Ärztinnen oder Ärzte geworden wären? Wie kann eine simple MC-Prüfung feststellen, ob jemand für den ärztlichen Beruf geeignet ist?

Bevor wir uns mit diesen teils berechtigten, teils weniger berechtigten Einwänden befassen, machen wir ein kleines Gedankenexperiment. Stellen Sie sich vor, Sie sind als relativer Neuling in einem Fach auf einer Station, z. B. auf einer dermatologischen Klinik (Sie werden sehen, dass die Dermatologie noch öfter als Beispiel herhalten wird müssen). Eben ist eine neue Patientin aufgenommen worden. Sie ist 59 Jahre alt und kommt wegen erythematosquamöser, d. h. schuppender und geröteter, scharf begrenzter Flecke am Stamm zur Abklärung. Was könnte das sein? Sie denken – frisch vom Studium – gleich einmal an eine Pilzinfektion, an eine Epidermomykose, denn – wie man einen Pilzbefund erstellt, das haben Sie gelernt. Aber dann überlegen Sie weiter. Es gibt Häufigeres und Selteneres. Wie wäre es mit einer Parapsoriasis en plaques?

Zwar kein klassischer Renner, aber zum klinischen Bild könnte es passen. Oder gar ein kutanes T-Zell-Lymphom, eine sog. Mycosis fungoides, die sich initial mit erythematosquamösen Läsionen äußern kann. Oder eine seborrhoische Dermatitis? Eine Variante davon soll ja bevorzugt am Stamm auftreten. Aber passt das Alter dazu? Aktinische Keratosen – die gibt es vor allem bei alten Menschen! Die schuppen ja auch, und rötlich erscheinen sie auch und – horribile dictu – aus ihnen kann sich ein Plattenepithelkarzinom entwickeln. Doch halt – treten die aktinischen Keratosen wirklich vor allem am Stamm auf? Sie sind doch Folge chronischer UV-Schädigung, und da wäre das Gesicht oder der Handrücken wohl eher betroffen. Das Alter der Patientin, das allerdings könnte stimmen. Und schließlich – was ist, wenn es sich bloß um ein ganz banales Kontaktekzem handelt, halt eben mit ein wenig auffallender „nummulärer" (münzförmiger) Morphologie?

Soweit sind Ihre Überlegungen gediehen, als Sie beschließen, vorerst die Visite abzuwarten und den Stationsoberarzt zu fragen. Stolz präsentieren Sie Ihre differentialdiagnostischen Überlegungen. Der Oberarzt folgt Ihren Ausführungen – wie Oberärzte es zuweilen wirklich tun – mit Aufmerksamkeit und Geduld. Manchmal verfinstert sich sein Gesicht ein wenig, dann hellt es sich wieder auf. Er hält die Luft an (bei der Idee der aktinischen Keratosen), er schnaubt – kurzum: Sein Hirn arbeitet auf oberärztlichem Niveau. Eine klinische Fotodokumentation wird angeordnet, eine Stanzbiopsie erläutert und ins Auge gefasst, erste Therapiemaßnahmen gesetzt – oberärztliche Erfahrung ist eben unbezahlbar. „Dann warten wir einmal ab, was die Befunde ergeben."

Drei Tage später, Chefvisite: Sie erläutern die Überlegungen, lassen die aktinischen Keratosen als Möglichkeit weg, nehmen eine ungewöhnliche Form einer Psoriasis vulgaris dazu, referieren die Befunde, zeigen sich bestens vorbereitet. Die Frau Professor fragt gezielt nach, überlegt, erwägt – und lässt sich schließlich die histologischen Präparate vorlegen. Sind das hier atypische Lymphozyten – oder bloß ein paar hyperchromatisch angefärbte Histiozyten? Ein paar dieser Zellen in der Epidermis – ist das noch gutartig oder doch ein kutanes T-Zell-Lymphom? Ein weiteres Konsilium innerhalb der Abteilung – und die histologischen Bilder zusammen mit den klinischen Aufnahmen werden über das Internet an einen Lymphomexperten im Ausland übermittelt – „second opinion" nennt man das, obwohl es nicht die zweite, sondern schon die vierte in der Serie ist.

Was ist hier geschehen? Ein junger Stationsarzt – vielleicht ein Turnusarzt oder ein Arzt im Praktikum – ist vor einer Patientin gestanden und war mit einer Auswahl von möglichen Diagnosen konfrontiert. Ein klassischer Fall eines Multiple-Choice-Problems. Und nicht nur er. Auch der Oberarzt, dem er sogar die 5 Auswahlitems mundgerecht servieren durfte. Beide ziehen die Gesamtsituation der Patientin in Erwägung, begutachten die Hautveränderungen, lassen sich die Anamnese schildern, berücksichtigen Alter und Geschlecht, reaktivieren ihr Lehrbuchwissen und ihre klinische Erfahrung – alles nur, um ein Multiple-Choice-Problem zu lösen. Dann kommen Befunde hinzu, histologische Schnitte sind zu interpretieren, die Frau Klinikvorstand schaltet sich ein, die Frage bleibt vorerst offen, bis schließlich der internationale Experte die Lösung bringt.

Was ist aus der „dummen" MC-Frage geworden? Wir haben hier eine MC-Frage, die zuerst Studierendenniveau hatte, dann Facharztwissen erforderte, schließlich ein Problem auf Expertenniveau wurde. Keine Rede von hirnlosem Ankreuzen, keine Rede von sinnlos auswendig gelerntem, vorgekauten Faktenwissen. Zusammenführen unterschiedlicher Aspekte, klinischer, histologischer, anamnestischer und persönlicher Merkmale war gefragt. Vielleicht war letztlich die eine Ansammlung atypischer Lymphozyten in der Epidermis verräterisch genug für die Diagnose eines kutanen Lymphoms, einer Mycosis fungoides. Wenn ja, dann war die Diagnose aber auch nur in der Synthese aller Aspekte möglich – und genau das wurde von den Beteiligten gefordert.

Machen wir uns die kleine Mühe und formulieren wir daraus eine „richtige" MC-Frage:

Eine 59-jährige Patientin kommt zu Ihnen wegen Hautveränderungen, die sie schon seit vielen Monaten hat. „Zuerst hat es mit ein paar Stellen am Gesäß begonnen, dann sind nach und nach die anderen dazu gekommen. Wenn aber einmal ein Fleck da war, ist er nie mehr verschwunden." Sie sehen multiple, bis zu 5 cm große, diskret gerötete und infiltrierte, leicht erhabene Plaques mit diskreter Schuppung. Die Läsionen sind z.T. nierenförmig konfiguriert und scharf begrenzt. Die histologische Untersuchung zeigt kleine Nester hyperchromatischer, kleiner, runder Zellen in der Epidermis.

Welche Diagnose vermuten Sie?
Ⓐ Seborrhoische Dermatitis
Ⓑ Kontaktdermatitis
Ⓒ Parapsoriasis en plaques
Ⓓ Mycosis fungoides
Ⓔ Psoriasis vulgaris

Eigentlich eine schöne MC-Frage. Von Stupidität ist wenig zu merken. Man muss sogar einiges über die Krankheiten wissen, um zu einem richtigen Schluss zu kommen. Und schon morgen könnte man exakt vor einem solchen – oder zumindest einem ähnlichen – Problem stehen. In Gedanken können wir die Frage modifizieren oder ausbauen, sie einfacher oder schwieriger machen, sie auf Expertenniveau heben oder zu einem Einstiegsbeispiel für Novizen vereinfachen.

Natürlich haben wir jetzt nur einen Teilaspekt der ärztlichen Tätigkeit erfasst. Konkret haben wir die Fähigkeit, bei einer konkreten, sprachlich geschilderten klinischen Situation adäquate differentialdiagnostische Folgerungen anstellen zu können, evaluiert. Wir wissen nicht, wie ein Prüfungskandidat uns das jetzt alles sprachlich erklären würde – aber muss er das später im Beruf wirklich tun, oder wäre das eher Ausdruck einer artifiziellen mündlichen Prüfungssituation? – Anderes aber wird in der Praxis sehr wohl gefragt sein: Wie wendet sich die Ärztin oder der Arzt einem Hilfesuchenden zu? Kann er sich für die Patientin verständlich ausdrücken? Können unsere Absolventinnen und Absolventen zuhören? Ihre Patienten wahrnehmen? Sind sie verantwortungsbewusst, vorsichtig, mitfühlend? Alle diese Aspekte können wir mit einer MC-Frage kaum klären – obwohl das Einbeziehen etwa sozialer und emotionaler Aspekte in Therapieentscheidungen durchaus eingeplant werden kann. Aber wir werden uns damit abfinden müssen, dass gewisse höhere ärztliche Fähigkeiten nicht durch MC-Fragen überprüfbar sind.

Wir werden somit über MC-Fragen so manche Aspekte, die eine gute Ärztin oder einen guten Arzt ausmachen, nicht evaluieren können. Andererseits haben wir gesehen, dass das, was wir über MC-Fragen erschließen können, auch nicht ganz ohne und eigentlich ziemlich komplex ist. Klinisches Fachwissen, Anwendung desselben in einem realitätsnahen Kontext, vernetztes Denken, Abwägen unterschiedlicher und vielleicht auch widersprüchlicher Aspekte – all das gelingt, wenn wir gute Fragen stellen. Und diese Fähigkeiten, die wir eben genannt haben, sind zwar nicht ausreichend, um ein guter Arzt zu sein. Sie sind aber auf jeden Fall eine unabdingbare Voraussetzung, um ein guter Arzt werden zu können. Und daher ist es wert, dass wir diese Fertigkeiten prüfen und unsere Studierenden dazu anhalten, diese Fertigkeiten zu entwickeln. Das erfolgreiche Absolvieren guter MC-Fragen macht noch keine gute Ärztin, keinen guten Arzt aus. Wer aber an realitätsnahen MC-Fragen kontinuierlich scheitert – dem fehlen mit hoher Wahrscheinlichkeit Wissen und Verständnis und damit wesentliche Voraussetzungen für den ärztlichen Beruf.

3. Die gute, alte, klassische MC-Frage

Nun ist nicht jede MC-Frage gleich so klinisch relevant wie das zuvor geschilderte Beispiel auf einer dermatologischen Klinik. Die lang gediente, alte, gute, oft verbesserte, oft verteufelte, selten geliebte, immer fortgeschriebene, oft modifizierte MC-Frage sieht oft ähnlich wie die folgende aus:

Was sind die Leiteffloreszenzen des Herpes simplex?
- Ⓐ gedellte Bläschen
- Ⓑ nässende Erosionen
- Ⓒ feinlamelläre Schuppen
- Ⓓ großflächige Erytheme
- Ⓔ eitrige Krusten

Kennt man sich dermatologisch einigermaßen aus, dann liegt die Antwort klar zutage. Unter Effloreszenzen versteht man klinisch beschreibbare Hautveränderungen. Beim Herpes simplex können alle möglichen der hier aufgeführten Effloreszenzen auftreten, aber typisch ist nur eine: das gedellte Bläschen, d.h. ein flüssigkeitsgefüllter, oberflächlicher Spaltraum in der Epidermis, der im Zentrum eingesunken – gedellt – ist.

Diese Frage ist vom Typ her eine alte, klassische Frage, eine einfache und eine gute Frage. Sie ist keine ideale Frage – die sehen ganz anders aus, aber sie ist auch nicht schlecht. Was ist das Gute daran?

Gut ist einmal die Tatsache, dass eine klare Frage gestellt wird, die sofort beim Lesen verständlich ist. Das scheint auf den ersten Blick selbstverständlich zu sein, ist es aber nicht. Oft lautet die Einleitung einer MC-Frage „Welche der folgenden Aussagen ist richtig?" – eine nicht beantwortbare Frage, wenn man die Antwortoptionen nicht auch gleich gelesen hat. Noch schlimmer ist „Welche der folgenden Aussagen ist falsch?" – eine beliebte Methode, um die Schwierigkeit zu umschiffen, dass einem leichter vier richtige und eine falsche Aussage statt umgekehrt einfallen. Am schlimmsten sind jedoch Fragen nach der Art „Alle folgenden Aussagen sind richtig außer …" oder „Alle folgenden Aussagen sind falsch außer …". Wird dann als eine der fünf Auswahlmöglichkeiten auch noch „alle genannten" oder „keine der genannten" angeboten, dann ist die semantische Verwirrung komplett und der Lernstoff gegenüber dem formalen Logik-Rätsel völlig in den Hintergrund getreten. Schließlich gibt es auch noch die Variante, dass überhaupt keine Frage dort steht, sondern nur eine Überschrift: „Herpes simplex".

Kehren wir zu unserem Beispiel einer alten, guten Frage – ich nenne sie auch Standardfrage – zurück. „Was sind die Leiteffloreszenzen des Herpes simplex?" Diese eindeutige und klare Frage kann jemand, der sich fachlich auskennt, bereits spontan beantworten. Es ist für einen gut vorbereiteten Prüfungskandidaten gar nicht nötig, die Antwortoptionen durchzulesen. Er kann wahrscheinlich die Antwort „gedellte Bläschen" bereits im Kopf formulieren, und braucht sie dann nur noch aus den Antwortoptionen herauszusuchen.

Ein weiterer positiver Aspekt dieser Frage ist die Art der Antwortoptionen. Diese weisen einige wesentliche Merkmale auf, die sich auf vier Aspekte zusammenfassen lassen:
– jede Antwortoption ist von der gleichen Art
– alle Antwortoptionen sind ungefähr gleich lang
– jede Antwortoption ist kurz
– jede Antwortoption ist sinnvoll

Was ist damit gemeint? Von der gleichen Art bedeutet, dass hier 5 Effloreszenzen angeboten werden. Bei einer anderen Frage werden vielleicht 5 Diagnosen oder 5 Therapien oder 5 Antibiotika oder 5 Laborwerte oder 5 Symptome angeboten – aber stets sollen bei einer guten Frage alle Optionen von der gleichen Art sein. Es ist verwirrend, wenn die Optionen unterschiedlicher Art sind. Wenn unter der Frage „Was ist typisch für den Herpes simplex?" anamnestische Aussagen, pathogenetische Überlegungen, Therapievorschläge und Effloreszenzen gemischt werden.

In unserem Beispiel sind alle Antwortoptionen ungefähr gleich lang. Im konkreten Fall besteht jede aus genau zwei Wörtern: einer Effloreszenz und einem vorangehenden Adjektiv, das die Effloreszenz weiter charakterisiert. Dies ist deshalb sinnvoll, damit nicht die Länge der Antwort einen Hinweis auf die richtige Lösung gibt. Hier wäre es z. B. verlockend, nur bei der richtigen Option „gedellte" Bläschen zu schreiben, ansonsten aber bloß „Schuppen", „Erosionen" usw. ohne Adjektiv. Dann würde allein die Tatsache, dass gerade eine Option etwas ausführlicher – eben mit einem zusätzlichen Eigenschaftswort – dargstellt ist – einen unbewussten Lösungshinweis geben. Noch augenfälliger kann ein solches Vorgehen werden, wenn nach der richtigen Therapieoption gefragt wird. Oft wird die richtige Therapie recht ausführlich (Wirkstoff, Applikationsform, Begleitmaßnahmen) dargestellt, die falschen Therapieoptionen dagegen nur mit einem einzelnen Begriff. Dann werden die routinierten Studierenden – auch ohne Sachkenntnis – mit hoher Wahrscheinlichkeit die längste Antwort als die richtige erkennen.

Ein weiteres gutes Merkmal der Beispielsfrage ist die Kürze der Antwortoptionen. Grundsätzlich sollten die Antwortoptionen immer kurz sein, während der Fragenstamm – das, was davor steht – durchaus länger sein kann. Das entspricht auch dem im ärztlichen Handeln oft geforderten Vorgehen – eine komplexe Situation einschätzen können, die nach einer klaren Entscheidung verlangt.

Das allerbeste an der Frage schließlich ist, dass alle fünf Antwortmöglichkeiten sinnvolle Alternativen sind. Alle fünf sind Effloreszenzen, und alle können sogar in gewissen Phasen eines Herpes simplex vorkommen – die gedellten Bläschen sind jedoch der einzige „typische", d. h. für den Herpes sehr charakteristische Befund. Ein Beispiel für eine unsinnige Falschantwort wäre z. B. „faustgroßer Knoten". Jeder Laie weiß, dass Fieberblasen keine faustgroßen Knoten im Gesicht verursachen. Ebenso sinnlos wären „kalte Füße", „akutes Abdomen" oder „trockener Husten".

Bei der Diskussion um den Sinn der falschen Optionen zeigt sich ein weiteres Merkmal dieser Frage: Die „gedellten Bläschen" sind zwar typisch, d. h. „am typischsten" oder „die beste Antwort auf

die gestellte Frage", aber – wie schon oben erwähnt – können auch
die anderen Effloreszenzen beim Herpes simplex vorkommen. Zu
Beginn zeigt sich in der Regel ein Erythem. Wenn die Bläschen aufplatzen, gibt es eine Erosion (einen oberflächlichen Hautdefekt),
und im Abheilungsstadium tritt gar nicht selten wie nach fast jeder
Entzündung eine leichte Schuppung auf. Genau genommen haben
wir also nicht nach der einzig richtigen unter ansonsten lauter falschen Antworten gefragt, sondern nach der „besten". Dies entbebt
uns der Notwendigkeit, dass alles Falsche hundertprozentig falsch
sein muss – denn dann würde man sehr rasch bei Sinnlosigkeiten
landen. Die „falschen" Optionen müssen bloß deutlich weniger
richtig, in diesem Fall weniger „typisch für einen Herpes simplex"
sein, dann ist die „richtige", genauer gesagt „beste" Antwort zwei-
felsfrei zu finden.

Damit gehört diese alte, gute Frage zum Typ der „besten
Antwort"-(„best answer")-Frage und nicht, wie bei undifferenzier-
ter Betrachtung manchmal angenommen, zum Typ der „Richtig-
Falsch"-Frage.

Wir können unser Beispiel ganz leicht in eine Richtig-Falsch-
Frage umformulieren.

Was sind die Leiteffloreszenzen des Herpes simplex (mehr als
eine Antwortoption möglich)?
① gedellte Bläschen
② nässende Erosionen
③ feinlamelläre Schuppen
④ großflächige Erytheme
⑤ eitrige Krusten

Jetzt wird es schwierig. Jetzt muss der Prüfungskandidat für jede
einzelne Option festlegen, ob sie richtig oder falsch ist. Dass ①
„gedellte Bläschen" richtig ist, liegt auf der Hand. ② und ③ sind
eigentlich auch nicht falsch. Bei ④ ist „Erythem" eine richtige Möglichkeit, aber „großflächig"? Beim Herpes simplex ist die anfängli-
che Rötung vielleicht fingernagelgroß. Könnte das mit „großflächig"

gemeint sein? Größer als „punktförmig" ist es ja wohl. Und schließlich ⑤ „eitrige Krusten": Der Herpes simplex als Viruserkrankung ist in der Regel nicht eitrig. Wenn die Bläschen eintrocknen, dann gibt es eine Kruste aus eingetrocknetem Sekret, aus eingetrockneter Gewebsflüssigkeit, eine sog. „seröse Kruste". Also ist ⑤ falsch? Nicht ganz. Gerade wenn man schon einiges über den Herpes simplex weiß, wird man sich daran erinnern, dass es als mögliche Komplikation eine bakterielle Superinfektion mit Eitererregern geben kann. Und dann hat man keine „seröse", sondern eben – siehe ⑤ – eine „eitrige Kruste". Man sieht, dass die absolut geradlinige und vernünftige „Best-of"-Frage als „Richtig-Falsch"-Frage eigentlich unlösbar ist. Dieses Phänomen ist keineswegs spezifisch für Herpes simplex, sondern ein ureigenstes Merkmal jeder klinischen Fragestellung. Wann kann man sich je einer Diagnose hundertprozentig sicher sein, wie selten lässt sich eine andere hundertprozentig ausschließen? Wann ist in der klinischen Medizin überhaupt etwas immer zutreffend, etwas anderes dagegen nie?

Es gibt natürlich Fachbereiche, die Richtig-Falsch-Fragen durchaus zulassen. Betrachten wir das folgende Beispiel:

Wieviel ist 2^3?
① $2^2 \times 2$
② $2^2 + 2$
③ $2^2 + 4$
④ $2^2 + 2^2$
⑤ 2×4

Hier lässt sich eindeutig feststellen, dass ①, ③, ④ und ⑤ jeweils 8 – und damit 2^3 - ergeben, während bei ② 6 herauskommt und diese Option damit ebenso eindeutig falsch ist. Bei ganz konkreten Sachverhalten ist es daher möglich, Richtig-Falsch-Fragen zustellen. Im medizinischen Zusammenhang ist hier in erster Linie die Physik als Grundlagenfach, daneben auch noch die Chemie und die Biochemie bzw. Teile davon zu nennen. Doch auch hier läuft man Gefahr, bei Fragen wie „Wie hoch ist das Molekulargewicht von ....", „Bei

welcher Temperatur siedet …" oder „Der Normalwert des Labor-
werts X beträgt bei Kindern …" zu enden.

Im medizinischen Bereich wird dann weiter nach Gewichten,
Maßen, Durchschnitten, Durchmesser im Mikroskop, Inzidenz-
raten, Häufigkeit des Nichtansprechens oder Jahreszahl der Erst-
beschreibung gefragt. Fügt man das alles zusammen, dann landet
man bei einer Enzyklopädie des sinnlosen Wissens. Und genau auf
dieses wollen wir unsere Studierenden ja nicht hinführen.

Deshalb ist im klinischen Bereich praktisch immer die „Beste
Antwort"-Form vorzuziehen. Sie trägt der klinischen Unschärfe –
und sie trägt damit der Wirklichkeit Rechnung.

4. Die alte, klassische, etwas weniger gute MC-Frage

Wie wir gesehen haben, ist die Frage nach der Leiteffloreszenz des Herpes simplex eine alte, klassische, durchaus gute MC-Frage: Eingangs ein einfacher, klarer Fragesatz, dann fünf kurze Antwortoptionen, die alle sinnvoll, von gleicher Art und von vergleichbarer Form sind. Die Zahl der Fragen zu einem bestimmten Thema ist jedoch begrenzt, und daher tauchen mit der Zeit Fragen auf, die nicht mehr ganz so klar und gut sind. Insbesondere wenn Prüfungsereignisse wiederholt, eventuell mehrmals jährlich, angeboten werden, und wenn Prüfungsfragen auf mehr oder weniger legalem Wege in Umlauf kommen, dann wird der Druck auf die Fragenautoren groß, und der klassische Fragentypus lässt auch die begnadetste ärztliche Phantasie bald an ihre Grenzen stoßen.

Auf einmal sind Fragen wie die folgende keine Seltenheit mehr:

Welche der folgenden Aussagen zum Herpes simplex ist falsch?

Ⓐ Der Herpes simplex zeigt gedellte Bläschen.

Ⓑ Im Tzanck-Test findet man Riesenzellen.

Ⓒ Orales Acyclovir ist wirkungslos.

Ⓓ Eine Superinfektion mit Staphylococcus aureus ist möglich.

Ⓔ Der Herpes simplex neigt zu Rezidiven.

Vergleicht man diese Frage mit dem ersten Beispiel („Was sind die Leiteffloreszenzen des Herpes simplex?"), dann liegt auf der Hand, was hier alles schief gelaufen ist. Zuerst einmal disqualifiziert sich der Fragesatz dadurch, dass er nicht aktiv – ohne Kenntnis der Optionen – beantwortet werden kann. Des weiteren sind die einzelnen Antwortoptionen ziemlich lang – kein kurzer, klarer Begriff, sondern stets ein ganzer Satz (hier noch relativ kurz, manchmal gibt es auch ganze Episteln mit mehreren Schachtelsätzen). Und noch ein Problem: Alle Antwortoptionen sind unterschiedlicher Art. Da geht es einmal um den klinischen Aspekt Ⓐ, dann um ein mikroskopisches Merkmal Ⓑ, eine mögliche Komplikation Ⓓ und ein Charakteristikum des Verlaufs bzw. der Anamnese Ⓔ.

Bei Ⓒ wiederum geht es um die Therapie. Ⓒ ist auch die richtige Antwort, weil falsch, d. h. die Antwort ist richtig, weil Acyclovir nicht nicht wirksam, d. h. nicht wirkungslos, sondern wirksam ist, vor allem oral eingenommen, denn topisch als Creme angewandt ist es sehr oft doch ohne Wirkung, d. h. wirkungslos. Alles klar? Hier haben wir noch das zusätzliche Problem einer doppelten Verneinung (wirkungs-„los" und „falsch" bzw. „nicht richtig" ist „richtig"). Zwar kann man angehenden Ärzten zutrauen, solche logischen Kniffe richtig zu deuten – aber es lenkt vom eigentlichen fachlichen Inhalt ab. Schließlich wollen wir nicht, dass alle Pfiffikusse durchkommen, auch wenn sie nichts gelernt haben, während jene, die sich inhaltlich intensiv und mit Verstand vorbereitet haben, über solche Hürden stolpern.

Ein weiterer Punkt ist die Formulierung, dass eine Superinfektion „möglich" wäre Ⓓ. Nachdem in der klinischen Medizin kaum etwas immer gültig ist, geben solche Formulierungen verräterische Hinweise. Die Behauptung, dass etwas „möglich" ist, wird viel häufiger zutreffen als die Behauptung, dass etwas „immer" oder „in allen Fällen" so und nicht anders sei.

Das gezeigte Fragenbeispiel ist somit nicht bloß weniger gut, sondern eigentlich absolut schlecht. Und dann kommt noch ein letzter Punkt hinzu, der die Studierenden zwar weniger trifft oder sogar mit klammheimlicher Freude erfüllt, für uns als Autorinnen und Autoren jedoch deletär ist: Wir haben mit einer einzigen Frage fast unser ganzes „Pulver verschossen". Von der Anamnese angefangen über das klinische Bild, die diagnostischen Labormethoden und die Therapie bis zu den Komplikationen haben wir alles verbraten. In nur einer Frage. Wenn wir jetzt weitere Fragen schreiben müssen, werden diese meist noch mühsamer, noch vertrackter oder am Ende gar sinnlos sein.

Somit kann dieser Exkurs zum Typus der klassischen, alten, weniger guten – bzw. katastrophal schlechten – Frage getrost beendet werden. Diese Fragenart wird uns in Hinkunft nicht mehr quälen.

5. Jetzt wird es ernst: eine klinisch situierte Frage

Durch die Beschäftigung mit dem traditionellen, etablierten Fragentyp haben wir einige Aspekte gesehen, die eine MC-Frage zu einer guten oder die sie zu einer weniger guten Frage machen können. Doch auch die „gute" Form war ziemlich artifiziell, hat statisches Lehrbuchwissen abgefragt und die Prüfungskandidatinnen und –kandidaten keineswegs mit einer „lebensnahen" Aufgabenstellung konfrontiert.

Genau das – eine lebensnahe Aufgabenstellung – möchten wir aber bei den klinischen Prüfungen haben, und eine solche gehen wir jetzt an.

Eine der ersten Überlegungen, die wir ärztlicherseits bei unseren Patientinnen und Patienten anstellen, ist die nach der wahrscheinlichsten Diagnose. Deshalb nehmen wir als erstes Beispiel eine Frage nach der besten oder am ehesten zutreffenden Diagnose.

Bleiben wir beim Herpes simplex – den gewöhnlichen Fieberblasen, einer häufigen Hautkrankheit, die allgemein bekannt ist und die große praktische Relevanz hat. Das klinische Problem kommt auf uns meist in Gestalt einer Patientin oder eines Patienten zu, der uns um Rat fragt oder über etwas besorgt ist.

Eine 27-jährige Patientin kommt wegen einer Hautveränderung zu Ihnen.

Welche Diagnose trifft am ehesten zu?

Wir wollen nach dem Herpes simplex fragen (richtige Antwortoption), benötigen jetzt aber noch vier falsche Optionen dazu. Welche Differentialdiagnosen sind sinnvoller Weise in Erwägung zu ziehen? Am besten greifen wir ein oder zwei Symptome heraus, die beim Herpes vorkommen, aber auch bei anderen Diagnosen vorkommen können, z. B. Bläschen und Krusten. Beides gibt es bei einer ganzen Reihe weiterer Erkrankungen auch, so dass diese als falsche Optionen nicht allzu weit hergeholt erscheinen. Der Zoster (Gürtelrose) z. B. macht auch Bläschen (sogar gedellte) und kann auch im Gesicht vorkommen. Varizellen (Schafblattern, Windpocken) gehen auch mit Bläschen einher, diese sind jedoch über den ganzen Körper verteilt. Eine Impetigo contagiosa ist eine bakterielle Infektion der Hautoberfläche, bei der vor allem Krusten im Vordergrund stehen. Das Erythema multiforme wiederum ist durch Bläschen und Erosionen an den Lippen, daneben aber oft auch an den Händen und Füßen gekennzeichnet. Somit haben wir schon eine ganz brauchbare Liste vernünftiger Differenitaldiagnosen. Die MC-Frage sieht nun so aus:

Eine 27-jährige Patientin kommt wegen einer Hautveränderung zu Ihnen.
Welche Diagnose trifft am ehesten zu?
Ⓐ Herpes simplex
Ⓑ Zoster
Ⓒ Varizellen
Ⓓ Impetigo contagiosa
Ⓔ Erythema multiforme

Natürlich sollten wir jetzt die Antwortoptionen noch durcheinander schütteln, damit die richtige Antwort nicht immer gewohnheitsmäßig an einer bestimmten Stelle steht.

Eine 27-jährige Patientin kommt wegen einer Hautveränderung zu Ihnen.
Welche Diagnose trifft am ehesten zu?
Ⓐ Erythema multiforme
Ⓑ Herpes simplex
Ⓒ Impetigo contagiosa
Ⓓ Varizellen
Ⓔ Zoster

Bei computerunterstützter Prüfungsgestaltung wird diese Zufalls-
reihung meist vom Programm übernommen, sodass wir als Autorinnen und Autoren die richtige Antwort auch immer an die erste
Stelle setzen können. Wenn wir uns nicht auf die zufällige Reihung
durch das Computerprogramm verlassen können, dann empfiehlt
es sich, wie im gezeigten Beispiel die Items alphabetisch anzuord-
nen. Dadurch verhindern wir, dass wir gewohnheitsmäßig immer
die 2. oder 5. Antwort als richtige setzen und die 3. nie. Und für die
Studierenden wird klar, dass sie aus der Reihenfolge der Antworten
sicher keinen Lösungshinweis ableiten können.

Natürlich ist die Frage in dieser Form noch nicht beantwortbar.
Das Alter der Patientin und die Feststellung, dass sie wegen Hautveränderungen kommt, lässt noch keine diagnostische Unterschei-
dung zu – außer vielleicht, dass die für Varizellen eher zu alt und
für einen Zoster eher zu jung ist. Wir müssen zusätzliche Angaben
machen. Diese Angaben müssen soweit gehen, dass damit die Diagnose Herpes simplex sehr wahrscheinlich und die anderen Diagnosen sehr unwahrscheinlich werden. Wir können z. B. spezifi-
zieren, dass gedellte Bläschen vorliegen. Das ist typisch für Herpes
simplex, kommt jedoch nicht bei Impetigo contagiosa (nur Krusten)
und nicht bei Erythema multiforme (zwar Bläschen, aber nicht gedellt) vor. Damit lassen sich für den Kenner diese beiden Diagnosen ausschließen. Wenn wir jetzt noch anführen, dass die Bläschen
gruppiert sind und auf eine münzgroße Stelle an der Oberlippe
beschränkt sind, dann scheiden auch die Varizellen aus, denn diese zeigen ja über den ganzen Körper verstreute Bläschen. Auch der
Zoster ist dann höchst unwahrscheinlich, weil dieser im typischen
Fall ein ganzes Hautsegment in Streifenform – und nicht nur einen
fingernagelgroßen Fleck – befällt. Setzen wir diese Kriterien ein,
dann sieht die Frage wie folgt aus:

Eine 27-jährige Patientin kommt wegen einer Hautveränderung zu Ihnen. Sie sehen an der Oberlippe ein münzgroßes Areal, das dicht von gruppierten, gedellten Bläschen bestanden ist.
Welche Diagnose trifft am ehesten zu?
Ⓐ Erythema multiforme
Ⓑ Zoster
Ⓒ Varizellen
Ⓓ Herpes simplex
Ⓔ Impetigo contagiosa

Jetzt ist die MC-Frage fertig und für alle Personen, die sich fachlich ausreichend auskennen – bzw. die gewissenhaft gelernt haben – mit hoher Wahrscheinlichkeit lösbar.

Was sind nun die Besonderheiten dieser Frage? Zuerst einmal besteht die „Frage" nicht nur aus einem Fragesatz, sondern zuvor aus der Beschreibung einer Situation. Vor dem Fragesatz steht somit eine „Vignette". „Vignette" und „Fragesatz" zusammen werden auch als der „Stamm" der Frage bezeichnet. Dieser Stamm ist mit vier Zeilen deutlich länger als die einzelnen Antwortoptionen. Das ist erwünscht und kommt der Wirklichkeit näher: eine Situation mit mehreren Facetten (weibliches Geschlecht, drittes Lebensjahrzehnt, Bläschen, gedellt …) soll zu einer konzisen Entscheidung, in diesem Fall einer Diagnose, führen. Der Fragesatz im Anschluss an die Vignette ist wiederum so klar, dass man auch ohne Kenntnis der Antwortoptionen aktiv die richtige Antwort formulieren könnte.

Die Antwortoptionen weisen wiederum alle erfreulichen Eigenschaften auf, die wir bei der guten alten Standardfrage kennen gelernt haben: alle sind kurz, von gleicher Form und gleicher Art, und alle sind sinnvolle Alternativen, die nicht völlig abstrus, aber eben doch deutlich weniger wahrscheinlich als die richtige Antwort sind.

Abgesehen von diesen formalen Kriterien liegt der eigentliche Charme dieser Frage im inhaltlichen Aufbau. Die Vignette beschreibt in zwei knappen Sätzen eine ganz realistische Situation, wie sie in jeder Ordination täglich vorkommen kann. Dort kommt eben kein Patient zur Türe herein und fragt sie, was die Leiteffloreszenzen des Herpes simplex sind. Stattdessen präsentieren sich die klinischen Fragen etwa in der Art, wie sie in dieser Vignette dargestellt sind. Natürlich ist die Fallbeschreibung vereinfacht, konkretisiert und auf den Punkt gebracht. In Wirklichkeit kann es durchaus sein, dass die „gedellten Bläschen" nicht auf den ersten Blick erkennbar sind und man sich zuerst fragt, ob es wirklich Bläschen oder vielleicht bloß glasig glänzende Papeln sind. Aber soweit man mit einfachen Sätzen eine solche klinische Präsentation schildern kann, soweit ist es in dieser knappen Vignette gelungen.

Die Herausforderung an den Prüfungskandidaten ist klar: Es geht nicht darum, irgendwelche Kriterien aus dem Lehrbuch reproduzieren zu können. Stattdessen muss sich der Student mit einer gewissen – wenn auch im gegenständlichen Beispiel noch eher bescheidenen – Komplexität auseinander setzen, muss Kriterien erkennen, ihre Bedeutung verstehen, sie gegeneinander abwägen und schließlich zu einer vertretbaren, mutmaßlich besten Entscheidung kommen.

6. Ein paar Fachbegriffe zur klinisch orientierten Frage

Eine solche Aufgabenstellung, die auf eine reale Situation – wenn auch in reduzierter Form – abzielt, wird als authentisch bezeichnet – so, wie es wirklich vorkommt. Man kann auch von einer situierten Aufgabe sprechen, weil die Aufgabe in eine konkrete Situation gestellt ist: Sie sitzen in der Ordination, die Türe geht auf, eine Patientin kommt herein, im Gesicht hat sie eine Hautveränderung usw. Im Idealfall tritt in der Vorstellung der Studierenden der Prüfungssaal in den Hintergrund, vor dem geistigen Auge entsteht die zukünftige Ordination, die Kandidatin sieht sich selbst als Ärztin agieren - wiederum die Herausforderung, die Aufgabe in einem realitätsnahen Umfeld, eben situiert, zu erfüllen. Und zugleich das Eintauchen in diese Situation, eingefangen zu werden von der Atmosphäre – ein schöner Nebeneffekt, der als „Immersivität" bezeichnet wird.

Schließlich gilt diese Art der Frage auch als Kontext-reiche („context-rich") Frage und unterscheidet sich dadurch von einer Kontext-armen („context-poor") Frage. Dieser Begriff hängt mit der Länge und dem Aufbau der einleitenden Fallvignette zusammen. Die einfachen, alten Standardfragen waren in der Regel Kontext-arme Fragen. Nun ist es aber so, dass viele „Wahrheiten" in der Medizin nur in einem bestimmten Kontext gültig sind. So ist etwa eine Therapie mit Valacyclovir 2 x 250 mg pro Tag durchaus bei Herpes simplex angebracht, aber eben nicht in jedem Fall. Bei einem gewöhnlichen Lippenherpesrezidiv braucht man gar keine virustatische Therapie, und bei Immunsupprimierten wiederum wäre die Dosierung unzureichend. Bei Kontext-armen Standardfragen umschifft man das Problem in der Regel mit schwammigen Formulierungen wie „im typischen Fall" oder „eine mögliche Therapie". Beides ist schwer interpretierbar und lässt wenig Rückschlüsse auf die Kompetenz des Prüflings zu, weil man ja nicht dahinter kommt, ob er den Kontext-Zusammenhang verstanden hat oder nicht.

Bei Kontext-reichen Fragen ist eine solche Kontextabhängigkeit kein Problem, sondern geradezu der Idealzustand. Wir schreiben eine Fallvignette, bei der die genannte Valacyclovir-Dosierung als die Therapie erster Wahl gilt – dann wäre die Antwortoption richtig. Oder wir schildern einen Patienten, der auf Grund einer HIV-Infektion immunsupprimiert ist und einen persistierenden Herpes simplex hat – dann wäre die Antwortoption eine klar falsche und eine doppelt so hohe Dosierung wäre richtig.

Fassen wir diese wesentlichen Merkmale einer guten, klinisch orientierten Frage noch einmal zusammen:

– authentisch: Es handelt sich um eine Problemstellung, wie sie auch in Wirklichkeit vorkommt.

– situiert: Die Fragestellung ist in eine räumliche und zeitliche Umgebung eingebettet, in der sie auch in der Realität auftritt.

– Immersivität: Im Idealfall denkt und fühlt sich der Prüfungskandidat in die geschilderte Situation hinein, er geht förmlich in ihr auf.

– Kontext-reich: Die Frage berücksichtigt oder hat sogar zum wesentlichen Inhalt, dass medizinische Aussagen in ihrer – relativen – Richtigkeit stets Kontext-bezogen sind, d. h. unter bestimmten Bedingungen gelten, unter anderen nicht. Die Vignette ist ausführlich genug, um den Kontext klar zu umreissen.

7. Die wunderbare Fragenvermehrung

Jetzt haben wir eine schöne, gute, Frage mit vielen erfreulichen Attribute formuliert. Sie ist authentisch, situiert, sie ist immersiv und sie ist Kontext-reich. Auf den ersten Blick könnte man den Eindruck gewinnen, dass das eine ziemliche Mühe wäre. Wenn man sich zum allerersten Mal mit der Gestaltung solcher Fragen befasst, könnte das auch zutreffen. Doch hat man diese Grundzüge einmal akzeptiert und verinnerlicht, dann geht es auf einmal viel leichter weiter als beim Schreiben der guten, alten Standardfragen.

Nehmen wir die Herpes-Frage, wie sie ist, und kopieren sie viermal – nachdem heute wohl jede Person die Fragen mit einem Wordprozessor, wenn nicht mit einem speziellen Prüfungstool entwickelt, wohl kein Problem. Dann überarbeiten wir die Fragen systematisch. Wir lassen Fragesatz und Antwortoptionen gleich und kümmern uns lediglich um die Vignette. Wenn eine Lehrperson aufgefordert ist, Fragen zum Herpes simplex zu schreiben, dann dürfen wir davon ausgehen, dass sie auch schon etliche Fälle davon gesehen und auch selbst betreut hat. Man hat eben nicht nur einmal eine Patientin erlebt, die genau 27 Jahre alt war und exakt einen Herd an der Oberlippe hatte. Unter unseren Patientinnen und Patienten waren jüngere und ältere, Schulkinder, selten einmal ein Kleinkind mit Herpes simplex. Dieser ist zwar oft an der Oberlippe, kann aber auch an der Nase, an der Wange, am Augenlid oder am Kinn auftreten. Es kann eine Gruppe von Läsionen oder eine Einzelläsion sein, es können zwei an benachbarten Stellen des Gesichts sein oder sie können ein bisschen weiter verteilt sein. Auch das Stadium der Erkrankung ist nicht immer das gleiche, und beileibe kommen nicht alle Betroffenen mit „gedellten Bläschen". Jemand ist übervorsichtig und kommt schon wegen des beginnenden brennenden Gefühls und einer diskreten Rötung, jemand anderer erst eine Woche später, wenn es zu einer bakteriellen Superinfektion gekommen ist. Dann ist von gedellten Bläschen nichts mehr zu sehen, aber eitrige Krusten sind da, die nur auf Grund der kleinbogigen, sog. polyzyklischen Begrenzung und der Anamnese mit den häufigen Rezidiven in loco die herpetische Genese verraten.

Unsere Frage, genauer gesagt: unsere Fragengruppe – könnte nun so aussehen:

Originalfrage

Eine 27-jährige Patientin kommt wegen einer Hautveränderung zu Ihnen. Sie sehen an der Oberlippe ein münzgroßes Areal, das dicht von gruppierten, gedellten Bläschen bestanden ist.
Welche Diagnose trifft am ehesten zu?
Ⓐ Erythema multiforme
Ⓑ Zoster
Ⓒ Varizellen
Ⓓ Herpes simplex
Ⓔ Impetigo contagiosa

Variante 1

Bei einem 12-jährigen Buben treten seit Jahren im Abstand von einigen Monaten immer wieder Hautveränderungen um den Mund herum auf. „Jetzt ist es wieder einmal besonders arg, und es geht schon seit 5 Tagen." klagt die besorgte Mutter. An der Ober- und Unterlippe paramedian links zeigen sich teils seröse, teils diskret gelbliche Krusten, die im Randbereich polyzyklisch, kleinbogig begrenzt sind.
Welche Diagnose trifft am ehesten zu?
Ⓐ Erythema multiforme
Ⓑ Zoster
Ⓒ Varizellen
Ⓓ Herpes simplex
Ⓔ Impetigo contagiosa

Variante 2

> „Ich sehe ganz entsetzlich aus!" – Zwar können Sie diesen
> Ausruf einer 18-jährigen jungen Dame nicht ganz nachvollzie-
> hen, aber die Hautveränderungen sind schon ziemlich deut-
> lich zu sehen. An der rechten Wange sieht man eine Gruppe
> von stecknadelkopfgroßen, wasserklaren Bläschen auf geröte-
> tem Grund. „Haben Sie das zum ersten Mal?" - „Nein – vor
> Jahren war etwas ähnliches an der gleichen Stelle, aber nicht
> so schlimm."
>   Welche Diagnose trifft am ehesten zu?
> Ⓐ Erythema multiforme
> Ⓑ Zoster
> Ⓒ Varizellen
> Ⓓ Herpes simplex
> Ⓔ Impetigo contagiosa

Variante 3

> Ein 47-jähriger Mann, der bei Ihnen regelmäßig wegen eines
> Typ II-Diabetes in Behandlung ist, hat diesmal auch ein der-
> matologisches Problem. „Ich bekomme immer wieder solche
> Krusten im Gesicht!" – An der Oberlippe und an der Wange
> sehen Sie drei fingernagelgroße Erosionen, die von einer se-
> rösen Kruste bedeckt sind. „Seit wann haben Sie das?" – „Vor
> vier Tagen ist es wieder aufgetreten, aber eigentlich geht das
> schon seit Jahren alle paar Wochen so."
>   Welche Diagnose trifft am ehesten zu?
> Ⓐ Erythema multiforme
> Ⓑ Zoster
> Ⓒ Varizellen
> Ⓓ Herpes simplex
> Ⓔ Impetigo contagiosa

Variante 4

> Bei einem 21-jährigen Mann sehen Sie am Kinn mehrere bis
> zu 1 cm große, scharf begrenzte erythematöse Flecke, auf de-
> nen dicht auf dicht kleine, im Zentrum eingesunkene Bläs-
> chen stehen.
>   Welche Diagnose trifft am ehesten zu?
> Ⓐ Erythema multiforme
> Ⓑ Zoster
> Ⓒ Varizellen
> Ⓓ Herpes simplex
> Ⓔ Impetigo contagiosa

Ohne große Mühe ist nun aus der einen, mit Hingabe erstellten
Frage eine kleine Liste von Fragen entstanden, die wir noch beliebig verlängern könnten. Wir konnten aus unserer klinischen
Erfahrung und unserem theoretischen Wissen schöpfen. Vielleicht
konnten wir uns bei einigen Vignetten an konkrete Fälle erinnern,
vielleicht haben wir mehrere Erinnerungen zu einem Fall konden-
siert, oder einen realen Fall didaktisch ein wenig geschärft, weil
wir auf ein bestimmtes Merkmal abzielen wollten. Aber eigentlich
war das kein Problem, denn Patientinnen und Patienten kennen
wir genug. Der „Stoff" für die Fragen ist beinahe unbegrenzt, denn
man kann sich immer neue Situationen und immer neue Varianten
ausdenken. Und das schöne daran: Auch die 10. und die 20. Frage
ist nicht a priori abstruser oder mehr an den Haaren herbeigezogen
als die erste – sehr im Gegenteil zur Formulierungsqual der klassischen Fragen, bei der jede weitere Frage immer eine Spur mehr ins
Extreme tendiert.

   Die Einschränkung für diese Art der Fragengestaltung ist natürlich die Abhängigkeit vom eigenen Erfahrungshorizont. Man muss
mit dem Thema nicht nur theoretisch, sondern auch praktisch ver-
traut sein, wenn man praktische und nicht nur theoretische Fragen
stellen will. Das bedeutet einerseits, dass man nicht einfach als
Theoretiker ein Buchkapitel nehmen und dazu dann klinisch si-

tuierte Fragen schreiben kann. Wenn man aber praktisch tätig ist, dann tut sich eine fast unbegrenzte Welt auf, die man in einem Satz charakterisieren kann: Sie könnten jeden Tag so viele MC-Fragen schreiben, als Sie an diesem Tag Patienten gesehen haben. Mindestens.

Die geschilderte Art der „Serienproduktion" von Fragen ist natürlich vornehmlich dafür gedacht, wenn man für viele Prüfungsereignisse Fragen im Voraus entwerfen möchte und zu jedem einzelnen Ereignis der einzelne Kandidat genau eine Frage aus der Serie gestellt bekommt. Mittlerweile gibt es auch schon Computersysteme für Online-Prüfungen, bei denen jeder einzelne Student per Zufallsgenerator seine eigene Prüfung zusammengestellt bekommt, in der der eine die Variante 2, die Studentin daneben die Variante 8 gestellt bekommt (was, nebenbei bemerkt, auch den kollegialen Erfahrungsaustausch während der Prüfung weniger attraktiv macht).

Doch auch der Fall, dass mehrere Fragen einer Serie in einem einzigen Prüfungsereignis gestellt werden, ist nicht wirklich problematisch. Schließlich stellt jede der Vignetten andere Aspekte in den Vordergrund. Die Kandidaten sind jedes Mal aufs Neue gefordert, die Kriterien abzuwägen. Einmal ist der schlüssigste Hinweis im klinischen Bild („gedellte Bläschen"), dann wieder in der Anamnese („immer wieder an der gleichen Stelle") zu finden. Die Bandbreite der subjektiven Reaktion der Patienten von „das beachte ich fast gar nicht" bis zu „wie entsetzlich sehe ich aus" schafft jedes Mal eine neue Situation, die für sich betrachtet einmal in die richtige, dann wieder in die falsche Richtung lenken kann. Bewusst kann man mit der einen Frage die Kenntnis des Verlaufs abprüfen, mit der anderen wiederum die Kenntnis des Verteilungsmusters.

Manchmal werden Fragen aber überhaupt eher zum Üben oder zum Selbsttest geschrieben, etwa zum Feedback über den Lernerfolg im e-Learning oder bei postgradualen Fortbildungseinheiten. Dann ist es sogar erwünscht, wenn die Lernenden eine Krankheit von mehreren Seiten erfahren lernen und so ein komplexes Bild der Krankheit in ihrem Gedächtnis aufbauen können. Mischt man die geschilderte Serie mit Fragen, die sich abwechselnd auf andere

Diagnosen der Auswahloptionen beziehen, dann ergibt das beinahe für sich schon eine nette Einheit des Erfahrungslernens.

Schließlich kann man mit dieser Methode eines ganz sicher verhindern: Dass sich unter Studierenden herumspricht, dass die „Herpesfrage" immer mit „Eine 27-jährige Patientin sucht Sie …" beginnt. Das wäre nämlich die Situation, in der der im Eingangskapitel erwähnte Vorwurf der „Ankreuz-Äffchen" wirklich zuträfe. Und genau das kann bei klinisch orientierten, Kontext-reichen Fragen nicht passieren.

8. Jetzt kommt ein etwas unsauberer Trick

Alle Fragen der Serie haben eines gemeinsam: Die Liste der Antwortoptionen. Diese ist immer dieselbe, und das wird mit der Zeit langweilig – oder bekannt. „Wenn Herpes, Varizellen, Impetigo, Zoster und multiforme angeboten werden, dann ist immer Herpes richtig." Wiederum ein Beispiel medizinisch sinnlosen Wissens, das sich in Prüfungs-optimierenden Studierendenkreisen rasch herumsprechen (und übers Internet publik gemacht) würde.

Dieses Problem lässt sich leicht entschärfen und nebenbei die Fragenzahl verdoppeln, wenn wir ganz einfach eine der Antwortoptionen durch eine neue austauschen. Die Varizellen (Windpocken, Schafblattern) mit über den ganzen Körper verteilten Läsionen waren ohnehin etwas weit hergeholt. Wie wäre es mit einer akuten Kontaktdermatitis? Sie kommt auch im Gesicht vor und zeigt anfangs Bläschen, später Erosionen, Krusten und vielleicht Schuppen. Und doch ist sie deutlich anders als der Herpes simplex: Die Läsionen sind unscharf und unregelmäßig begrenzt, Streuherde erstrecken sich über weite Teile des Gesichts, und es juckt mörderisch.

Auf den ersten Blick genügt es jetzt, zu den vorhandenen Vignetten einfach die modifizierte Optionenliste zu kopieren. Ein wahrlich unsauberer Trick, um die Fragenzahl zu verdoppeln (oder gleich zu vervielfachen). Doch Vorsicht! Haben wir ursprünglich beim Formulieren der Vignetten nicht sorgsam darauf geachtet, dass durch die gebotenen Informationen die falschen Alternativen dezidiert unwahrscheinlich werden? Richtig – und daher müssen wir jetzt nochmals jede Vignette dahingehend durchsehen. Sind die Kriterien auch eindeutig genug, um die neu hinzugekommene Antwortoption „akute Kontaktdermatitis" weitgehend auszuschließen?

Originalfrage

> Eine 27-jährige Patientin kommt wegen einer Hautverände-
> rung zu Ihnen. Sie sehen an der Oberlippe ein münzgroßes,
> *scharf begrenztes* Areal, das dicht von gruppierten, gedellten
> Bläschen bestanden ist.
>   Welche Diagnose trifft am ehesten zu?
>   Ⓐ Erythema multiforme
>   Ⓑ Zoster
>   Ⓒ akute Kontaktdermatitis
>   Ⓓ Herpes simplex
>   Ⓔ Impetigo contagiosa

Variante 1

> Bei einem 12-jährigen Buben treten seit Jahren im Abstand
> von einigen Monaten immer wieder Hautveränderungen um
> den Mund herum auf. „Jetzt ist es wieder einmal besonders
> arg, und es geht schon seit 5 Tagen." klagt die besorgte Mutter.
> An der Ober- und Unterlippe paramedian links zeigen sich
> teils seröse, teils diskret gelbliche Krusten, die im Randbereich
> polyzyklisch, kleinbogig begrenzt sind. *„Es juckt eigentlichgar
> nicht."*
>   Welche Diagnose trifft am ehesten zu?
>   Ⓐ Erythema multiforme
>   Ⓑ Zoster
>   Ⓒ akute Kontaktdermatitis
>   Ⓓ Herpes simplex
>   Ⓔ Impetigo contagiosa

Variante 2

„Ich sehe ganz entsetzlich aus!" – Zwar können Sie diesen Aus-
ruf einer 18-jährigen jungen Dame nicht ganz nachvollziehen,
aber die Hautveränderungen sind schon ziemlich deutlich zu
sehen. An der rechten Wange sieht man eine *scharf begrenzte* Gruppe von stecknadelkopfgroßen, wasserklaren Bläschen
auf gerötetem Grund. Haben Sie das zum ersten Mal? „Nein
– vor Jahren war etwas Ähnliches an der gleichen Stelle, aber
nicht so schlimm.".

Welche Diagnose trifft am ehesten zu?

Ⓐ Erythema multiforme

Ⓑ Zoster

Ⓒ akute Kontaktdermatitis

Ⓓ Herpes simplex

Ⓔ Impetigo contagiosa

Variante 3

Ein 47-jähriger Mann, der bei Ihnen regelmäßig wegen eines
Typ II-Diabetes in Behandlung ist, hat diesmal auch ein der-
matologisches Problem. „Ich bekomme immer wieder solche
Krusten im Gesicht!" – An der Oberlippe und an der Wange
sehen Sie drei fingernagelgroße Erosionen, die von einer se-
rösen Kruste bedeckt sind. „Seit wann haben Sie das?" – „Vor
vier Tagen ist es wieder aufgetreten, aber eigentlich geht das
schon seit Jahren alle paar Wochen so. *Wenigstens juckt es
nicht.*"

Welche Diagnose trifft am ehesten zu?

Ⓐ Erythema multiforme

Ⓑ Zoster

Ⓒ akute Kontaktdermatitis

Ⓓ Herpes simplex

Ⓔ Impetigo contagiosa

Variante 4

> Bei einem 21-jährigen Mann sehen Sie am Kinn mehrere bis
> zu 1 cm große, *scharf begrenzte* erythematöse Flecke, auf de-
> nen dicht auf dicht kleine, im Zentrum eingesunkene Bläs-
> chen stehen.
>   Welche Diagnose trifft am ehesten zu?
> Ⓐ Erythema multiforme
> Ⓑ Zoster
> Ⓒ akute Kontaktdermatitis
> Ⓓ Herpes simplex
> Ⓔ Impetigo contagiosa

Wie Sie sehen, haben wir bei vier der fünf Vignetten sicherheitshal-
ber ein wenig nachgebessert – und zur Illustration in diesem Buch
kursiv hervorgehoben. Damit ist sicher gestellt, dass auch die neue
falsche Option „akute Kontaktdermatitis" hinreichend ausgeschlos-
sen wird. Zugleich ist der Trick nicht mehr ganz so unsauber wie
zu Beginn, weil wir uns ja immerhin die Mühe gemacht haben, die
Vignetten zu überprüfen und ggf. zu überarbeiten.

9. Wenn das Falsche zum Richtigen wird

Für die weitere Arbeit nehmen wir wieder die Originalfrage zu Hilfe:

Eine 27-jährige Patientin kommt wegen einer Hautveränderung zu Ihnen. Sie sehen an der Oberlippe ein münzgroßes
Areal, das dicht von gruppierten, gedellten Bläschen bestanden ist.
  Welche Diagnose trifft am ehesten zu?

Ⓐ Erythema multiforme
Ⓑ Zoster
Ⓒ Varizellen
Ⓓ Herpes simplex
Ⓔ Impetigo contagiosa

Zur richtigen Diagnose "Herpes simplex" haben wir uns vier Differentialdiagnosen als falsche Optionen dazu ausgedacht. Nun wäre
es schade, diese wohl überlegten Krankheitsbilder bloß als Falsch-
auswahl verkümmern zu lassen. Außerdem wollen wir wissen, ob
unsere Studierenden auch mit diesen anderen Optionen umgehen
können oder ob sie bloß wissen, dass es „kein Herpes" ist.
Auch das geht ganz einfach. Wir kopieren die Originalfrage viermal. Dann nehmen wir uns die Vignette vor und formulieren sie
neu, sodass in jedem Beispiel eine andere der vorher falschen Alternativen zur richtigen Antwort wird. D. h. dass nun eine Fallvignette
ein Erythema multiforme beschreibt und das übrige (einschließlich
Herpes simplex) ausschließt, die nächste einen Zoster usw.

Hier die ergänzte Fragenliste:

Erythema multiforme

> Ein 13-jähriger Bub kommt wegen Hautveränderungen im Gesicht und an den Händen. Die Lippen und die umgebende Haut zeigen mehrere münzgroße, rundliche Erosionen. An den Handflächen sehen sie bis zu 2 cm große, lividrote erythematöse Plaques mit zentralem Bläschen.
>   Welche Diagnose trifft am ehesten zu?
>   Ⓐ Erythema multiforme
>   Ⓑ Zoster
>   Ⓒ Varizellen
>   Ⓓ Herpes simplex
>   Ⓔ Impetigo contagiosa

Zoster

> Ein 63-jähriger Patient hat starke Schmerzen an der rechten Schläfe und im rechten Auge. „Seit gestern ist dann das an der Haut noch dazu gekommen." An der Stirne streng auf die rechte Hälfte beschränkt, übergreifend auf den Nasenrücken sehen Sie zahlreiche bis zu 2 cm große, runde, erythematöse Flecke mit dicht stehenden gedellten Bläschen mit teils serösem, teils hämorrhagischem Inhalt.
>   Welche Diagnose trifft am ehesten zu?
>   Ⓐ Erythema multiforme
>   Ⓑ Zoster
>   Ⓒ Varizellen
>   Ⓓ Herpes simplex
>   Ⓔ Impetigo contagiosa

Varizellen

Die Eltern bringen Ihnen ein 5-jähriges Mädchen mit einem Ausschlag. „Sie hat nur ganz leichtes Fieber und es geht ihr auch allgemein recht gut, aber die Haut macht uns Sorgen". Im Gesicht, am Kapillitium, vor allem aber an Brust und Rücken sehen sie zahlreiche verstreute linsengroße Bläschen, daneben auch ebenso große Erosionen und Krusten.

   Welche Diagnose trifft am ehesten zu?

Ⓐ Erythema multiforme

Ⓑ Zoster

Ⓒ Varizellen

Ⓓ Herpes simplex

Ⓔ Impetigo contagiosa

Impetigo contagiosa

Ein 6-jähriger Bub wird Ihnen wegen Hautveränderungen im Gesicht vorgestellt. „Begonnen hat das unmittelbar unterhalb der Nase, als er den lästigen Schnupfen gehabt hat." Sie finden an der Oberlippe, aber auch an beiden Wangen, an den Lidern und an der Stirne zahlreiche münzgroße, teilweise konfluierende Läsionen mit dicken, eitrigen Krusten. Eine weitere ähnliche Läsion zeigt sich an der linken Schulter.

   Welche Diagnose trifft am ehesten zu?

Ⓐ Erythema multiforme

Ⓑ Zoster

Ⓒ Varizellen

Ⓓ Herpes simplex

Ⓔ Impetigo contagiosa

Jetzt hat jede der ursprünglich nur als "Distraktoren", d.h. als falsche Optionen gedachten Antwortalternativen jeweils eine neue, sinnvolle Frage ergeben. Wir mussten bloß entsprechende Vignetten formulieren. Über die falschen Antworten brauchten wir uns nicht mehr den Kopf zerbrechen, denn die waren schon da. Und wenn wir in der Prüfung besonderen Wert auf Varizellen (oder Impetigo oder anderes) legen wollen, dann können wir die Frage gleich mehrmals kopieren und ebenso viele Varizellen- (oder Impetigo-)-Geschichten verfassen. Der Zahl der möglichen MC-Fragen sind keine Grenzen gesetzt, und jede für sich ist sinnvoll und brauchbar.

10. „Illness scripts" und „Key features"

Bisher haben wir uns bei der Fragenerstellung ausschließlich auf die Auswahl von Diagnosen beschränkt. Was geht da bei einem Prüfungskandidaten auf der lernpsychologischen Ebene vor?

Ein geeignetes Gedankenmodell dazu sind die sog. „Illness scripts". Studierende lernen alles Mögliche über bestimmte Erkrankungen – systematisches Lehrbuchwissen, Grundlagen, Fallbeispiele. Sie erleben in den klinischen Praktika reale Patientinnen und Patienten, bekommen in Vorlesungen und Seminaren Beispiele in Wort, Bild und vielleicht Video vorgestellt, sie machen fallbasierte e-Learning-Programme durch und sie tauschen ihre Erfahrungen mit Kolleginnen und Kollegen aus. Nach und nach baut jeder für sich eine Gedächtnisstruktur auf, in der die verschiedenen Aspekte der Krankheit vernetzt abgespeichert werden. Hier treten semantisches (systematisch angeeignetes) Wissen und episodisches (in konkreten Einzelfällen erfahrenes) Wissen zusammen. Es entwickelt sich ein Eindruck darüber, was häufig und was selten vorkommt, was typisch und weniger typisch ist, und man erinnert sich an das eine oder andere reale Beispiel. All dieses Wissen zusammen, das nicht einfach ein Lehrbuch wiedergibt, sondern in vielfältiger Erfahrung von jedem Studierenden selbst aufgebaut wurde, wird als „Illness script" bezeichnet. Steht nun jemand vor einer authentischen, situierten, Kontext-reichen Frage, dann werden die passenden „Illness scripts" aufgerufen, mit dem gegenständlichen Problem verglichen, abgewogen, und schließlich daraus eine Entscheidung abgeleitet. Der besondere Wert der „Illness scripts" besteht darin, dass sie auch die Grundlage für Denken und Handeln in der ärztlichen Praxis sind. Daher ist es gut und sinnvoll, die Prüfungsmodalitäten in der geschilderten Form aufzubauen, sodass die „Illness scripts" gefordert sind.

Die „Illness scripts" beziehen sich natürlich nicht nur auf die Diagnose und auf differentialdiagnostische Überlegungen, sondern schließen weiterführende Überlegungen zum jeweiligen Krankheitsbild ein. Dazu gehören Aspekte der Grundlagen, etwa zu Pathogenese, den auslösenden Krankheitserregern oder den wesentlichen Risikofaktoren. Des Weiteren gehören Konzepte zur Auswahl und Interpretation von Untersuchungen, zu Therapiemöglichkeiten und zum weiteren Management dazu. In diesem Zusammenhang wurde der Begriff „Key features" eingeführt. Als „Key features" werden jene Aspekte bezeichnet, deren Beherrschung für die Bewältigung einer Aufgabe von zentraler Bedeutung ist. Bei klinischen Problemstellungen sind dies in erster Linie das Stellen einer Diagnose, das Veranlassen und Bewerten von Untersuchungen, die Planung des weiteren Vorgehens und die Therapieentscheidung.

Aus diesem Konzept der wesentlichen „Key features", die je nach Krankheitsbild natürlich auch variieren können, wurde ein eigener schriftlicher Fragentyp, die sog. „Key feature question", abgeleitet. Das Prinzip der „Key feature question" beruht darauf, dass sukzessive Informationen zu einer Patientin oder einem Patienten gegeben werden, und nach jeder Teilinformation eine Frage nach einer „Key feature" gestellt wird. So kommt etwa zuerst ein kurzer Abschnitt zur Anamnese, daran schließt sich eine Frage nach differentialdiagnostischen Überlegungen oder nach den nun vorrangig notwendigen Untersuchungen an. Nach Beantwortung dieser Frage folgt ein Bericht über das Ergebnis der Untersuchung, woran sich wieder eine Frage anschließt. So wird sukzessive eine Fallvignette aufgebaut und ebenso sukzessive Aufgaben zu den „Key features" gestellt.

In dem vorliegenden Leitfaden wollen wir uns auf jeweils für sich verwendbare Einzelfragen konzentrieren, weil die klassischen sequentiellen „Key feature questions" einen höheren administrativen Aufwand bei den Prüfungen bedeuten und nicht von allen Prüfungssystemen unterstützt werden. Die Erkenntnisse zur Bedeutung der „Key features" bei klinischen Problemstellungen können jedoch unmittelbar auf unsere Fragengenerierung übertragen werden. In allen vorangegangenen Beispielen haben wir nur nach einer einzigen „Key feature" – der Diagnose – gefragt. Unsere Fragen werden aber ungleich reichhaltiger und das durch die Fragen abgedeckte Wissen komplexer, wenn wir ebenso Fragen nach pathologischen und pathophysiologischen Grundlagen oder auch histologischen, anatomischen, physiologischen, chemischen Vorkenntnissen stellen. Noch relevanter sind die klassischen „Key features" wie Untersuchungen, Untersuchungsergebnisse, Therapieentscheidungen und weiterführende Betreuungskonzepte. Deshalb werden wir in den folgenden Abschnitten unsere ursprünglichen Beispiele entsprechend den „Key features" weiter entwickeln.

11. Eine Frage der Therapie

Wir haben eingangs eine kleine Gruppe von Fragen erstellt, bei denen nach der Diagnose gefragt wurde, und es sich jedes Mal um einen Herpes simplex gehandelt hat. Fragen wir jetzt einfach einmal nicht nach der Diagnose, sondern bieten fünf verschiedene Therapiemöglichkeiten an. Der Fragesatz des Fragenstamms muss natürlich entsprechend umformuliert werden.

Originalfrage

Eine 27-jährige Patientin kommt wegen einer Hautveränderung zu Ihnen. Sie sehen an der Oberlippe ein münzgroßes Areal, das dicht von gruppierten, gedellten Bläschen bestanden ist.

Welche topische Therapie ist am ehesten wirksam?
- Ⓐ Bifonazol
- Ⓑ Acyclovir
- Ⓒ Permethrin
- Ⓓ Calcipotriol
- Ⓔ Tacrolimus

Die richtige Antwort ist Ⓑ (Acyclovir), das einzige Virustatikum in der Liste. Alles andere sind auch sehr übliche dermatologische Therapeutika, die jeweils andere Indikationen haben: Bifonazol gegen Pilze, Permethrin gegen Skabies (Krätze), Calcipotriol gegen Psoriasis (Schuppenflechte) und Tacrolimus als topisches Immunsuppressivum gegen Neurodermitis. Wieder sind alle Grundsätze für gute Antwortoptionen gewahrt: Sie sind alle von der gleichen Art (topisch wirksame Substanzen), sie sind kurz (in diesem Fall ein einziges Wort), und sie sind sinnvoll, d. h. jedes der genannten Pharmaka wird therapeutisch in der Dermatologie genutzt.

So, wie wir bei der Originalfrage vorgegangen sind, können wir jetzt auch mit den weiteren Fragenvarianten verfahren. Dabei muss man aber die Vignetten nochmals sorgfältig durchlesen, ob wirklich jeder der geschilderten Zustände sinnvoller Weise mit Acyclovir behandelt werden kann. Gegebenenfalls sind die Vignetten entsprechend zu modifizieren.

Variante 1

Bei einem 12-jährigen Buben treten seit Jahren im Abstand von einigen Monaten immer wieder Hautveränderungen um den Mund herum auf. „Jetzt ist es wieder einmal besonders arg, und es geht schon *seit 2 Tagen.*" klagt die besorgte Mutter. An der Ober- und Unterlippe paramedian links zeigen sich teils *zentral eingesunkene, dicht in Gruppen stehende Bläschen.*

   Welche topische Therapie ist am ehesten wirksam?

Ⓐ Bifonazol
Ⓑ Acyclovir
Ⓒ Permethrin
Ⓓ Calcipotriol
Ⓔ Tacrolimus

Bei der Variante 1-Vignette mussten ein paar kleine Änderungen durchgeführt werden. 5 Tage nach Krankheitsbeginn, wenn nur mehr seröse oder eitrige Krusten vorhanden sind – wie in der ursprünglichen Form geschildert, wäre Acyclovir nicht mehr angebracht.

Variante 2

> „Ich sehe ganz entsetzlich aus!" – Zwar können Sie diesen Ausruf einer 18-jährigen jungen Dame nicht ganz nachvollziehen, aber die Hautveränderungen sind schon ziemlich deutlich zu sehen. An der rechten Wange sieht man eine Gruppe von stecknadelkopfgroßen, wasserklaren Bläschen auf gerötetem Grund. Haben Sie das zum ersten Mal? „Nein – vor Jahren war etwas Ähnliches an der gleichen Stelle, aber nicht so schlimm.".
>
> Welche topische Therapie ist am ehesten wirksam?
>
> Ⓐ Bifonazol
> Ⓑ Acyclovir
> Ⓒ Permethrin
> Ⓓ Calcipotriol
> Ⓔ Tacrolimus

Variante 3

> Ein 47-jähriger Mann, der bei Ihnen regelmäßig wegen eines Typ II-Diabetes in Behandlung ist, hat diesmal auch ein dermatologisches Problem. „Ich bekomme immer wieder solche Krusten im Gesicht!" – An der Oberlippe und an der Wange sehen Sie drei *fingernagelgroße Erytheme mit zahlreichen stecknadelkopfgroßen Bläschen*. „Seit wann haben Sie das?" – „*Vor zwei Tagen* ist es wieder aufgetreten, aber eigentlich geht das schon seit Jahren alle paar Wochen so."
>
> Welche topische Therapie ist am ehesten wirksam?
>
> Ⓐ Bifonazol
> Ⓑ Acyclovir
> Ⓒ Permethrin
> Ⓓ Calcipotriol
> Ⓔ Tacrolimus

Auch hier musste wie bei Variante 1 nachgebessert werden, damit die Acyclovirtherapie als sinnvolle und wirksame Option erscheint.

Variante 4

Bei einem 21-jährigen Mann sehen Sie am Kinn mehrere bis zu 1 cm große, scharf begrenzte erythematöse Flecke, auf denen dicht auf dicht kleine, im Zentrum eingesunkene Bläschen stehen.

Welche topische Therapie ist am ehesten wirksam?
- Ⓐ Bifonazol
- Ⓑ Acyclovir
- Ⓒ Permethrin
- Ⓓ Calcipotriol
- Ⓔ Tacrolimus

Mit diesen Therapiefragen haben wir nun das Fragenspektrum, von der "Key feature" Diagnose ausgehend um die "Key feature" Therapie erweitert. Wir hätten natürlich die Frage auch herkömmlich formulieren können, indem wir die Frage wie folgt konstruiert hätten:

Welche topische Therapie ist bei Herpes simplex labialis am ehesten wirksam?
- Ⓐ Bifonazol
- Ⓑ Acyclovir
- Ⓒ Permethrin
- Ⓓ Calcipotriol
- Ⓔ Tacrolimus

Damit hätten wir eine gute, klassische MC-Frage. Die Nachteile sind evident: In dieser Form stellt sich das Problem in der Praxis zumeist nicht, sodass die Fragestellung artifiziell erscheint. Und außerdem landen wir dann wieder beim zentralen Problem der Fragestellung: Wir können eine Frage dieser Art nur einmal formulieren, und keine klinisch attraktiven Varianten generieren. Schließlich würde der Kontext fehlen. Hängen wir nämlich die Therapieentscheidung an Vignetten an, dann können wir auch die Kenntnisse über Kontext-abhängige Therapieentscheidungen testen. Im gegenständlichen Beispiel ließe sich z. B. eine Situation mit einem Spätstadium, bakterieller Superinfektion und eitrigen Krusten formulieren. Dann wäre das Virustatikum Acyclovir nicht mehr wirksam, sondern stattdessen ein Antiseptikum vernünftig.

Natürlich lassen sich diese 5 Therapiefragen weiter modifizieren, indem man die Liste der Auswahloptionen variiert. So könnte man einzelne Distraktoren (falsche Items) durch Adapalene (ein Retinoidderivat für die Aknetherapie), Dithranol (ein Psoriasispräparat) oder Salicylsäure (ein Keratolytikum) in variabler Anordnung ersetzen.

12. Für jede Therapie die richtige Vignette

Die erste Serie von Fragen zur Therapie ist dadurch zustande gekommen, dass wir die vorhandenen Vignetten – nach kleinen Ad-
aptierungen – verwendet haben und statt mit einer diagnostischen
Frage mit einer therapeutischen verknüpft haben. Die Distraktoren
unter den Antwortoptionen waren dabei jeweils sinnvolle dermatologische Therapiestrategien – allerdings für andere Indikationen.

Im Gegenzug können wir nun auch von diesen Distraktoren ausgehen und vier weitere Vignetten schreiben, bei denen jeweils eine
andere der fünf Antwortoptionen die richtige ist. Im konkreten Fall
könnte das dann so aussehen:

Die Originalfrage in unveränderter Form:

Eine 27-jährige Patientin kommt wegen einer Hautveränderung zu Ihnen. Sie sehen an der Oberlippe ein münzgroßes
Areal, das dicht von gruppierten, gedellten Bläschen bestanden ist.

Welche topische Therapie ist am ehesten wirksam?

Ⓐ Bifonazol
Ⓑ Acyclovir
Ⓒ Permethrin
Ⓓ Calcipotriol
Ⓔ Tacrolimus

Mykose (als Indikation für Bifonazol)

Ein 63-jähriger Patient klagt über Juckreiz an den Füßen. Sie sehen zwischen den Zehen Erytheme, Schuppung und Mazeration.

   Welche topische Therapie ist am ehesten wirksam?

Ⓐ Bifonazol
Ⓑ Acyclovir
Ⓒ Permethrin
Ⓓ Calcipotriol
Ⓔ Tacrolimus

Skabies (als Indikation für Permethrin)

Ein 18-jähriges Mädchen klagt über fast unerträglichen Juckreiz am ganzen Körper. „Vor allem abends, wenn ich schlafen gehe, halte ich es kaum mehr aus. Das geht seit ziemlich genau zwei Wochen so." Sie sehen ekzemartige Hautveränderungen vorwiegend an den Handgelenken, am Gesäß und an der Brust.

   Welche topische Therapie ist am ehesten wirksam?

Ⓐ Bifonazol
Ⓑ Acyclovir
Ⓒ Permethrin
Ⓓ Calcipotriol
Ⓔ Tacrolimus

Psoriasis (als Indikation für Calcipotriol)

Ein 53-jähriger Mann leidet seit mehreren Jahren an verein-
zelten schuppenden Hautveränderungen. Sie finden an den
Ellenbogenstreckseiten und am Rücken verteilt mehrere bis zu
5 cm große erythematöse Plaques mit dicker, weißer Schuppung.
   Welche topische Therapie ist am ehesten wirksam?

Ⓐ Bifonazol
Ⓑ Acyclovir
Ⓒ Permethrin
Ⓓ Calcipotriol
Ⓔ Tacrolimus

Neurodermitis (als Indikation für Tacrolimus)

Bei einem 8-jährigen Mädchen finden Sie in beiden Ellenbeu-
gen und in den Kniekehlen unscharf begrenzte Erytheme, eine
Vergröberung des Hautreliefs und zahlreiche Exkoriationen.
„Das geht seit dem 2. Lebensjahr dahin – jetzt ist es aber be-
sonders arg geworden.", klagt die Mutter.
   Welche topische Therapie ist am ehesten wirksam?

Ⓐ Bifonazol
Ⓑ Acyclovir
Ⓒ Permethrin
Ⓓ Calcipotriol
Ⓔ Tacrolimus

Somit konnten wir die anfangs wohl durchdachten falschen Antwortoptionen sinnvoll für weitere Fragen nutzen, die wiederum
alle die Kriterien der Authentizität und des Kontextreichtums sowie
alle klassischen Anforderungen an eine gute MC-Frage erfüllen.

13. Untersuchungsmethoden, Verlauf und anderes

Eine weitere „Key feature" ist die Frage nach Untersuchungsmethoden. Wiederum nehmen wir die Originalvignette zu Hilfe, fragen aber jetzt nach der sichersten Möglichkeit des Erregernachweises.

> Eine 27-jährige Patientin kommt wegen einer Hautveränderung zu Ihnen. Sie sehen an der Oberlippe ein münzgroßes Areal, das dicht von gruppierten, gedellten Bläschen bestanden ist.
>
> Mit welcher der folgenden Methoden ließe sich der mutmaßliche Krankheitserreger am sichersten nachweisen?
> Ⓐ KOH-Präparat
> Ⓑ Aminprobe
> Ⓒ Giemsafärbung
> Ⓓ Dunkelfelduntersuchung
> Ⓔ PCR

Von den genannten Untersuchungen ist einzig die PCR geeignet, um ein bestimmtes Virus nachzuweisen. Alle anderen genannten Optionen wiederum sind auch sinnvoll, weil sie in der Dermatologie zum Nachweis anderer Erreger verwendet werden: Das KOH-Präparat für Pilzuntersuchungen, die Aminprobe für Gardnarella vaginalis, die Giemsafärbung für Gonorrhoe und die Dunkelfelduntersuchung für Syphilis. Und auch hier ließen sich die gut ausgewählten Distraktoren weiter verwenden, in dem man ihnen Vignetten zur Mykose, zur bakteriellen Vaginose, zur gonorrhoischen Urethritis und zum syphilitischen Primäraffekt vorschaltet.

In anderen Fächern spielen natürlich Untersuchungsmethoden noch eine viel größere Rolle als in der Dermatologie, bei der ja viele Erkrankungen gerade in der Praxis auf Grund des klinischen Bildes diagnostiziert werden. Beispiel aus anderen Fächern wären verschiedene radiologische Methoden bei akuten Kopfschmerzen, diverse Laboruntersuchungen bei Lebererkrankungen, kardiologische Untersuchungsmethoden bei retrosternalen Beschwerden usw.

Zum erforderlichen Kenntnisstand einer Ärztin oder eines Arztes gehört es auch, für bestimmte Krankheitsbilder den Verlauf einschätzen zu können. Nachdem dies insbesondere in der Onkologie relevant ist, bei der die Prognose von diversen Stagingfaktoren abhängt, im folgenden nun ein Beispiel zum malignen Melanom.

Bei einer 36-jährigen Patientin wurde ein Melanom am Unterschenkel entfernt. Die Operation war mit einem Sicherheitsabstand von 2 cm durchgeführt worden. Die histologische Untersuchung ergab ein invasives Melanom. Der Clark-Level wurde mit II, die größte vertikale Tumordicke mit 0.70 mm angegeben. Das klinische und radiologische Tumorstaging brachte keine pathologischen Befunde.

Welchen Verlauf erwarten Sie?

Ⓐ sichere Heilung, keine weiteren Folgen

Ⓑ Metastasierung unwahrscheinlich, aber möglich

Ⓒ in 30 % Lymphknotenmetastasen in den nächsten Jahren

Ⓓ Metastasierung fast unvermeidlich, aber protrahiert

Ⓔ fulminante Ausbreitung und Tod innerhalb eines Jahres

Die richtige Antwort ist Ⓑ. Eine sichere Heilung wäre nur im Falle eines in situ-Melanoms, das durch Clark-Level I gekennzeichnet wäre, gegeben. Eine Tumordicke unter 1 mm hat allerdings eine exzellente Prognose, sodass eine Metastasierung zwar grundsätzlich möglich, aber höchst unwahrscheinlich ist (unter 5 %). Lymphknotenmetastasen in 30 % wären z. B. bei einer Tumordicke von 2–4 mm zu erwarten, nicht jedoch bei einem so dünnen Melanom wie hier. Eine beinahe unvermeidliche Metastasierung wäre bei sehr dicken Melanomen (z. B. 6 mm Tumordicke) zu befürchten, und ein fulminanter Verlauf eigentlich nur bei bereits vorhandenen Fernmetastasen in verschiedenen Organsystemen.

Wiederum wurde die Frage in einen Kontext mit einer konkreten Patientinnensituation eingebettet. So tritt die Frage auch in der Praxis heran, und wieder sind zahlreiche Varianten und immer neue Fälle denkbar. Wieviel sinnvoller schließlich ist die Frage, als hätte man einfach „auswendig Gelerntes" nach der Art „Wie hoch ist die 5-Jahres-Überlebensrate bei einer Tumordicke von 2–4 mm" gefragt.

Zugleich ist die Frage wiederum ein probates Beispiel für „Best of", im Gegensatz zu „richtig/falsch". Nachdem die natürlichen Verläufe extrem variabel sind, wäre hier ja streng genommen keine Aussage mit 100-prozentiger Sicherheit auszuschließen. Der wahrscheinlichste Verlauf – und damit die beste der 5 Antwortoptionen – steckt aber eindeutig in der Option Ⓑ „Metastasierung unwahrscheinlich, aber möglich."

Abgesehen von den genannten „Key features" Diagnose, Untersuchungen, Therapie und Verlaufseinschätzung können klinische Aufgaben aber auch nach vielen weiteren Details fragen – je nach der Tiefe, mit der ein Thema gelernt und geprüft werden soll.

In manchen Situationen spielen klinische Zeichen eine Rolle. Auch nach solchen Zeichen lässt sich in einem patientenorientierten Kontext fragen. Gängige – aber doch schon fachlich spezielle Begriffe – im Zusammenhang mit Hautkrankheiten sind z. B. das Darier-Zeichen, das Hobelspan-Phänomen, das Nikolski-Phänomen, das Sonden-Phänomen und das Köbner-Phänomen. Jedes dieser Phänomene oder Zeichen kommt bei einer anderen Krankheit vor: Das Darier-Zeichen bei Urticaria pigmentosa (Rötung, Schwellung und Juckreiz beim Reiben an der Oberfläche der Läsion), das Hobelspan-Phänomen bei Pityriasis versicolor (Auslösen einer kleieförmigen Schuppung durch Darüberstreichen mit einem Holzspatel), das Nikolski-Phänomen bei Bullösem Pemphigoid (Erzeugen einer Blase durch leichtes Reiben), das Sonden-Phänomen bei sekundärer Syphilis (Schmerzhaftigkeit der palmoplantaren Syphilide bei Berührung mit der Sonde) und das Köbner-Phänomen bei Psoriasis (Auftreten neuer Psoriasis-Läsionen entlang von Kratzspuren). Damit ist es keine besondere Herausforderung mehr, auch für diese Art von Fragestellung die entsprechenden Vignetten zu entwerfen.

Urticaria pigmentosa (Darier-Zeichen)

> Bei einem 4-jährigen Mädchen haben sich seit dem 2. Lebens-
> jahr multiple, bis linsengroße, hellbraun pigmentierte Papeln
> vor allem am Stamm entwickelt. Die histologische Untersu-
> chung einer Stanzbiopsie hat eine Vermehrung von Mastzel-
> len ergeben.
>   Welches klinische Phänomen erwarten Sie bei dieser Krank-
> heit?
>   Ⓐ Darier-Zeichen
>   Ⓑ Hobelspanphänomen
>   Ⓒ Nikolski-Phänomen
>   Ⓓ Sonden-Phänomen
>   Ⓔ Köbner-Phänomen

Pityriasis versicolor (Hobelspanphänomen)

> Ein 23-jähriger Patient ist wegen pigmentierter Hautverände-
> rungen am Rücken besorgt. Sie sehen am Stamm multiple, z.T.
> mehrere cm große, konfluierende, hellbraun pigmentierte Fle-
> cke. „Das habe ich jetzt seit ein paar Jahren. Jetzt im Winter
> sind die Flecken braun, aber im Sommer sind sie hell.".
>   Welches klinische Phänomen erwarten Sie bei dieser Krank-
> heit?
>   Ⓐ Darier-Zeichen
>   Ⓑ Hobelspanphänomen
>   Ⓒ Nikolski-Phänomen
>   Ⓓ Sonden-Phänomen
>   Ⓔ Köbner-Phänomen

Bullöses Pemphigoid (Nikolski-Phänomen)

Bei einer 78-jährigen Patientin treten seit einigen Wochen Blasen vor allem an den Beinen auf. Diese Blasen stehen auf geröteten Grund, haben ein festes Blasendach und sind kalottenförmig erhaben. Während einige Blasen aufplatzen und abtrocknen, treten laufend neue hinzu.

Welches klinische Phänomen erwarten Sie bei dieser Krankheit?

Ⓐ Darier-Zeichen

Ⓑ Hobelspanphänomen

Ⓒ Nikolski-Phänomen

Ⓓ Sonden-Phänomen

Ⓔ Köbner-Phänomen

Syphilis (Sonden-Phänomen)

Eine 27-jährige Patientin zeigt ein schütter disseminiertes Exanthem am Stamm mit rötlichen bis braunen, diskret erhabenen Papeln. An den Handflächen und Fußsohlen sieht man bis zu 1 cm große rötliche Makulae. Im Genitalbereich finden sich mehrere oberflächlich erodierte, nässende Plaques.

Welches klinische Phänomen erwarten Sie bei dieser Krankheit an den Handflächen?

Ⓐ Darier-Zeichen

Ⓑ Hobelspanphänomen

Ⓒ Nikolski-Phänomen

Ⓓ Sonden-Phänomen

Ⓔ Köbner-Phänomen

Psoriasis vulgaris (Köbner-Phänomen)

> Eine 34-jährige Patientin hat am Stamm, insbesondere aber an
> den Ellenbogenstreckseiten und an den Unterschenkeln mul-
> tiple erythematosquamöse Plaques, die bis zu 10 cm groß und
> scharf begrenzt sind. .
> Welches klinische Phänomen erwarten Sie bei dieser Krank-
> heit?
> Ⓐ Darier-Zeichen
> Ⓑ Hobelspanphänomen
> Ⓒ Nikolski-Phänomen
> Ⓓ Sonden-Phänomen
> Ⓔ Köbner-Phänomen

Es wird nicht immer sinnvoll sein, nach derartigen Details zu fragen.
Sollte es jedoch gewünscht sein, dann lässt sich die Fragestellung
in der geschilderten Weise in ein klinisches Problem einbetten.

14. Grundlagen gefragt

Im Medizinstudium, aber durchaus auch in der postgradualen Weiterbildung, kommt es oft auch auf diverses Grundlagenwissen an. Natürlich besteht die theoretische Möglichkeit, das Grundlagenwissen in herkömmlicher Weise mit guten Standardfragen abzuprüfen. Allerdings bietet sich auch für die Grundlagen ein fallorientiertes Vorgehen aus den verschiedenen bereits genannten Gründen an.

Ein Beispielthema für Grundlagenwissen können pathogenetische Konzepte sein. So kann man etwa hinsichtlich der Pathomechanismen von Entzündungen mehrere Möglichkeiten einander gegenüberstellen. Hierfür bieten sich die 4 immunologischen Reaktionstypen nach Gell und Coombs sowie die direkte toxische Einwirkung an. Für jeden dieser Pathomechanismen gibt es zumindest eine klassische dermatologische Erkrankung, für die sich wieder beliebig viele Fälle erzählen lassen.

Die daraus resultierenden Fragen könnten folgendermaßen aussehen:

Allergische Urticaria (Typ I-Reaktion, anaphylaktische Reaktion)

Eine 23-jährige Patientin bekommt nun schon zum dritten Mal ein disseminiertes Exanthem aus bis zu handflächengroßen, konfluierenden Quaddeln. Dazu sind die Lippen und die Augenlider massiv ödematös. „Jedesmal nach dem Besuch bei Italiener passiert mir das – dabei schmecken mir die Meeresfrüchte so gut!"

Welchen pathogenetischen Mechanismus vermuten Sie?

Ⓐ Typ I-Reaktion
Ⓑ Typ II-Reaktion
Ⓒ Typ III-Reaktion
Ⓓ Typ IV-Reaktion
Ⓔ toxische Reaktion

Pemphigus vulgaris (Typ II-Reaktion, zytotoxische Reaktion)

Ein 56-jähriger Mann wird Ihnen wegen hartnäckiger Erosi-
onen am Stamm vorgestellt. „Begonnen hat das Ganze vor 3
Monaten im Mund – aber jetzt habe ich es überall!" – Sie
sehen am Stamm multiple, bis zu 10 cm große Erosionen.
An manchen Stellen erkennen sie am Rand der Erosion noch
Reste eines Blasendachs. Die Epidermis in der unmittelbaren
Umgebung der Erosionen lässt sich auf leichten mechanischen
Druck abschieben.
   Welchen pathogenetischen Mechanismus vermuten Sie?
Ⓐ Typ I-Reaktion
Ⓑ Typ II-Reaktion
Ⓒ Typ III-Reaktion
Ⓓ Typ IV-Reaktion
Ⓔ toxische Reaktion

**Vasculitis allergica superficialis (Typ III-Reaktion, Immunkom-
plexreaktion)**

Bei einer 67-jährigen Patientin sind plötzlich rötliche und
blaue „Flecke" an beiden Unterschenkeln aufgetreten. „Das
ist praktisch über Nacht gekommen – dabei juckt es nicht einmal." An beiden Unterschenkeln finden Sie ein symmetrisches
Exanthem aus hämorrhagischen, bis zu 0.5 cm großen, fla-
chen Papeln. Der blaurote Farbton lässt sich unter dem Glass-
patel nicht wegdrücken.
   Welchen pathogenetischen Mechanismus vermuten Sie?
Ⓐ Typ I-Reaktion
Ⓑ Typ II-Reaktion
Ⓒ Typ III-Reaktion
Ⓓ Typ IV-Reaktion
Ⓔ toxische Reaktion

Allergisches Kontaktekzem (Typ IV-Reaktion, zelluläre Immunreaktion)

> Eine 32-jährige Patientin klagt über heftigen Juckreiz im Gesicht. „Ich könnte mich die ganze Zeit kratzen!". Stirne, Augenlider und Wangen sind flächenhaft gerötet, wobei die Rötung unscharf begrenzt ist. Innerhalb der Erytheme findet man kleinste Papeln, einzelne Vesikel und stippchenförmige Erosionen. „Ich habe zwar eine neue Nachtcreme verwendet, aber das ist schon etliche Tage her."
>
> Welchen pathogenetischen Mechanismus vermuten Sie?
>
> Ⓐ Typ I-Reaktion
> Ⓑ Typ II-Reaktion
> Ⓒ Typ III-Reaktion
> Ⓓ Typ IV-Reaktion
> Ⓔ toxische Reaktion

Toxische Kontaktdermatitis (toxische, nicht-immunologische Reaktion)

> Bei einer 38-jährigen Patientin sehen Sie ein scharf begrenztes, etwa 4 cm großes Erythem am distalen rechten Unterarm. Innerhalb der Rötung steht eine deutlich erhabene Blase. „Ich trage beim Putzen immer Gummihandschuhe, aber da ist mir vom Putzmittel etwas in den Handschuh geronnen! Es juckt nicht, aber es schmerzt ein bisschen."
>
> Welchen pathogenetischen Mechanismus vermuten Sie?
>
> Ⓐ Typ I-Reaktion
> Ⓑ Typ II-Reaktion
> Ⓒ Typ III-Reaktion
> Ⓓ Typ IV-Reaktion
> Ⓔ toxische Reaktion

Grundlagenwissen kann Bereiche aller Fächer betreffen: Die Physik hinsichtlich zugrunde liegender physikalischer Prinzipien, die Chemie und die Biochemie betreffend relevanter chemischer Reaktionen oder Moleküle, die Anatomie hinsichtlich makroskopischer und die Histologie hinsichtlich mikroskopischer Strukturen mit zugehörigen Funktionen, weiters die Physiologie, die Pathophysiologie, die Pathologie, insbesondere auch die Pharmakologie. Schließlich können auch Problemstellungen hinsichtlich des psychosozialen Kontexts in Patientinnen- und Patienten-orientierte Fragen eingebettet werden.

15. Vom Lehrbuchwissen zur ärztlichen Realität

Studierende gehen sehr oft mit sog. Lehrbuchwissen, d.h. mit einem systematischen Wissen, das sie sich aus Büchern, aber auch aus systematischen Unterrichtsformen, Mitschriften und Skripten erworben haben, zu den klinischen Prüfungen. Durch die Details der Formulierung einer Fallvignette haben wir die Möglichkeit, die Brücke vom Lehrbuchwissen zur klinischen Realität zu schlagen. Wir können damit gezielt überprüfen, wieweit den Studierenden die entsprechende Umsetzung gelingt. Und wir können damit das Lernverhalten der Studierenden bereits in die richtige Richtung lenken. Wenn bei Prüfungen derartige Fähigkeiten verlangt werden, dann bereiten sich die Studierenden auch im Vorfeld bereits auf fallorientierte Lösungsstrategien vor.

Ein „Lehrbuch-naher" Fall zeichnet sich dadurch aus, dass er mit den klassischen Begriffen, mit denen die Krankheit im Lehrbuch geschildert wird, beschrieben wird. Nehmen wir dazu ein Beispiel aus der Inneren Medizin. Angenommen, wir wollen einen Patienten mit einem Myokardinfarkt schildern. Neben den mehr oder weniger typischen Beschwerden gehen wir auf den EKG-Befund ein. Im einfachsten Fall könnten wir dann schreiben „Das EKG zeigt Ischämie-Zeichen." Dies ist eine Lehrbuch-nahe Formulierung oder, wie es auch heißt, ein „vorinterpretierter" Befund. Es genügt, wenn die Studierenden wissen, dass ein Myokardinfarkt durch eine myokardiale Ischämie bedingt ist. Mehr muss man zur Lösung der Frage nicht können.

Als Alternative könnten wir aber auch schreiben „Das EKG zeigt eine ST-Hebung." Eine ST-Hebung ist ein klassisches Ischämiezeichen bei einem Myokardinfarkt. Nun verlangt die Fragestellung vom Studierenden auch die Interpretation, was eine ST-Hebung bedeutet. Er muss den Schluss ziehen, dass dieser Befund auf eine Ischämie hinweist, und erst dieses Wissen hilft ihm bei der Diagnosestellung weiter. In dieser Form ist der Befund weniger vorinterpretiert, ein Teil der Interpretation wird vom Prüfungskandidaten verlangt.

Noch realitätsnäher wäre es, statt der Beschreibung eines EKG-Befundes ein Bild von der EKG-Kurve anzubieten, das eine ST-Hebung zeigt. Dann genügt nicht mehr die Lehrbuchformulierung „Ischämiezeichen", auch nicht die theoretische Kenntnis der ST-Hebung als Ischämiezeichen, sondern dann muss man wie in der klinischen Wirklichkeit in der Lage sein, eine EKG-Kurve selbständig zu interpretieren.

Ähnliche Modifikationsmöglichkeiten ergeben sich etwa bei Laborwerten. Bei einer Vignette zur Hepatitis B-Infektion könnte man einfach von „erhöhten Leberenzymen" schreiben. Stattdessen wäre es sinnvoller, anzugeben, dass ALAT und ASAT jeweils auf das ca. Dreifache erhöht sind. Hiermit verlangt man, dass die Studierenden ALAT und ASAT als wesentliche Leberenzymwerte erkennen. Schließlich kann man auch die Kenntnis des Normalwertebereichs überprüfen: „Die ALAT beträgt 124". Stellt man gleich eine ganze kleine Liste verschiedener Laborwerte vor, von denen nur einige pathologisch sind, so erzielt man damit eine tatsächlich sehr realitätsnahe Herausforderung.

16. Wie man den Schwierigkeitsgrad über die Typikalität steuert

Die vorangegangenen Beispiele haben schon sehr unterschiedliche Schwierigkeitsgrade gezeigt. Manche waren vielleicht ganz einfach und schon früh im Studium lösbar, andere dürften auch angehende (oder bereits qualifizierte) Fachärztinnen und Fachärzte herausfordern. Bei all diesen Beispielen war der Schwierigkeitsgrad aber einfach davon abhängig, ob wir ein „schwieriges" oder ein „leichtes" Stoffgebiet gewählt haben.

Die Patienten-orientierten Fallvignetten bieten jedoch auch die Möglichkeit, den Schwierigkeitsgrad einer Frage gezielt zu steuern. Dabei gibt es zwei „Schrauben", an denen man drehen kann: Die Formulierung der Vignette einerseits, und die Auswahl der Antwortoptionen andererseits.

Die lehrbuchnahe und die praxisnahe Formulierung der Vignetten ist ein erstes Beispiel für eine solche gezielte Steuerung des Schwierigkeitsgrades. Man kann annehmen, dass Studierende mit geringer Praxiserfahrung die lehrbuchnahen Formulierungen als leicht und die praxisnahen als schwierig empfinden werden. Noch deutlicher lässt sich der Schwierigkeitsgrad jedoch über die sog. Typikalität der Fallvignette steuern.

Schildert man einen Fall in der klassischen Ausprägung, verwendet möglichst alle Attribute, die für die richtige Diagnose sprechen und lässt alle Details weg, die eventuell gegen die Diagnose sprechen könnten, so erhält man einen in hohem Maße typischen Fall. Damit wird die Beantwortung der Frage einfach. Auch hierzu zwei Beispiele anhand des malignen Melanoms:

Einfache Frage (typischer Fall, hohe Typikalität):

Bei einer 45-jährigen Frau findet sich am Unterschenkel eine 4 x 3 cm große Pigmentläsion. Diese liegt z.T. im Niveau der Haut, z.T. ist sie ganz diskret erhaben. Die Läsion ist unterschiedlich gefärbt, wobei schwarze, braune und rötliche Farbtöne nebeneinander vorkommen. Die Gesamtarchitektur ist unsymmetrisch und die Begrenzung unregelmäßig und polyzyklisch.

Welche Diagnose ist am wahrscheinlichsten?

Ⓐ Malignes Melanom

Ⓑ Dermatofibrom

Ⓒ Nävus

Ⓓ Basalzellkarzinom

Ⓔ Verruca seborrhoica

Auf Grund der Typikalität ist die Frage als leicht einzustufen. In der Vignette werden alle Kriterien eines malignen Melanoms geschildert, wie sie nicht nur Dermatologen, sondern teilweise auch den Laien als ABCD-Regel bekannt sind: Asymmetrie, Begrenzung (unregelmäßig), Colour (unregelmäßige Färbung, mehrere Farbtöne) und Diameter (über 7 mm). Darüber hinaus ist mit einer Frau im mittleren Lebensalter und der Lokalisation am Unterschenkel eine geradezu klassische Konstellation gegeben. In Wirklichkeit treten selten alle Kriterien in dieser Deutlichkeit zusammen, sodass die Diagnose oft nicht so einfach auf der Hand liegt. Dazu ein weiteres Beispiel:

Mittelschwere Frage (mittelgradig typischer Fall, mittlere Typikalität):

Bei einer 25-jährigen Frau findet sich am Rücken eine 4 x 3 cm große Pigmentläsion. Diese liegt z.T. im Niveau der Haut, z.T. ist sie ganz diskret erhaben. Die Läsion ist weitgehend homogen dunkelbraun gefärbt. Die Begrenzung unregelmäßig und polyzyklisch.
  Welche Diagnose ist am wahrscheinlichsten?
  Ⓐ Malignes Melanom
  Ⓑ Dermatofibrom
  Ⓒ Nävus
  Ⓓ Basalzellkarzinom
  Ⓔ Verruca seborrhoica

Die Frage weist nun einige schon ein wenig verwirrende Kriterien auf. Statt der unregelmäßigen Verteilung unterschiedlicher Farbtöne ist diese Läsion homogen dunkelbraun pigmentiert, und auf eine allfällige Asymmetrie wird nicht eingegangen. Hier ist das Abwägen insbesondere gegen einen gutartigen Nävus schon schwieriger geworden. Entscheidend sind die Größe der Läsion und die unregelmäßige und polyzyklische Begrenzung – kennt man diese Kriterien nicht, kann man die Frage kaum beantworten. Weiters ist die Lokalisation am Rücken nicht die ganz klassische Lokalisation – aber auch keine ungewöhnliche.

Schwere Frage (atypischer Fall, niedere Typikalität):

Bei einer 56-jährigen Frau sieht man am Rücken einen kirsch-
großen, kalottenförmig erhabenen Knoten. Der Knoten fühlt
sich weich an, die Oberfläche ist teilweise erosiv und von ei-
ner hämorrhagischen Kruste bedeckt.
   Welche Diagnose ist am wahrscheinlichsten?
Ⓐ Malignes Melanom
Ⓑ Dermatofibrom
Ⓒ Nävus
Ⓓ Basalzellkarzinom
Ⓔ Verruca seborrhoica

Diese letzte Vignette ist in hohem Maß untypisch. Es handelt sich
um ein unpigmentiertes, knotiges Melanom, das alle klassischen
Melanomkriterien vermissen lässt. Hier ist die spezifische Kenntnis
dieser seltenen Melanomform nötig, damit die Frage sicher beantwortet werden kann.

17. Ein Wahrscheinlichkeitszugang zur Vignettenerstellung

Der Zusammenhang zwischen Schwierigkeitsgrad einer Fallvignette und den Details, die angeführt sind, wurde gründlich theoretisch untersucht. Demnach hängt die Fähigkeit eines Studierenden, eine Fallvignette zu lösen, von drei Faktoren ab: vom fachspezifischen Vorwissen, von der grundsätzlichen Erfahrung im Lösen von Fallvignetten, und von der Typikalität der Fallvignette. Mit anderen Worten: Hat jemand viel systematisches Fachwissen zum konkreten Bereich, aus dem die Fallvignette stammt, hat darüber hinaus bereits größere diagnostische Erfahrung, und entspricht die Fallvignette ziemlich exakt dem typischen Bild der jeweiligen Krankheit, dann fällt die Lösung leicht. Treffen eine oder mehrere dieser Punkte nicht zu, dann wird die Frage schwierig.

Als Autorin bzw. Autor einer Prüfungsfrage hat man es – wie im vorhergehenden Abschnitt geschildert – in der Hand, die Typikalität der Vignette so zu steuern, dass unterschiedlich hohe Kompetenzlevels bezüglich des facheinschlägigen Wissens und der allgemeinen diagnostischen Problemlösefähigkeit geprüft werden. Interessant ist dazu ein Zugang, der auf der Wahrscheinlichkeit einzelner Symptome und Kriterien bei spezifischen Krankheitsbildern beruht.

Ausgangspunkt dazu ist eine Liste von Befunden, Symptomen, anamnestischen Angaben etc., die bei einer Gruppe von Krankheiten mit unterschiedlicher Wahrscheinlichkeit vorkommen. Durch einen Zufallsprozess lassen sich nun Ausprägungen der einzelnen Krankheiten zusammenstellen, die die Wahrscheinlichkeit, dass ein bestimmtes Kriterium bei der Krankheit auftritt, berücksichtigt. Kommt z. B. ein Symptom mit 70%-iger Wahrscheinlichkeit bei einer Krankheit vor, dann werden die Vignetten so zusammengestellt, dass im Durchschnitt auch 70 % der Vignetten zur entsprechenden Krankheit dieses Kriterium aufweisen. Statistisch ergibt sich damit ein Kontinuum von sehr typischen bis zu weitgehend untypischen

Fällen, deren Typikalität auch als Maßzahl ausgedrückt werden kann. Diese Vorgangsweise ist für das klassische Schreiben von Prüfungsfragen nicht erforderlich, zeigt aber weitergehende, teilweise sogar automatisierbare Möglichkeiten zu einer gezielten Bewertung der Typikalität eines Falles.

18. Die Spreizung der Antwortoptionen

Die erste Möglichkeit, den Schwierigkeitsgrad einer fallorientierten Frage zu steuern, geht über die Typikalität der Fallvignette. Die zweite Möglichkeit, die beinahe noch einfacher zu beeinflussen ist, ist die Spreizung der Antwortoptionen. Was ist mit „Spreizung" gemeint?

Mit Spreizung wird hier verstanden, dass die Antwortoptionen entweder sehr weit auseinander liegen (große Spreizung) oder einander sehr nahe stehen (geringe Spreizung). Je geringer die Spreizung, desto größer ist die Anforderung an die Prüfungskandidatinnen und –kandidaten.

Zur Erläuterung greifen wir auf den mittelgradig typischen Fall eines Melanoms zurück:

Bei einer 25-jährigen Frau findet sich am Rücken eine 4 x 3 cm große Pigmentläsion. Diese liegt z.T. im Niveau der Haut, z.T. ist sie ganz diskret erhaben. Die Läsion ist weitgehend homogen dunkelbraun gefärbt. Die Begrenzung unregelmäßig und polyzyklisch.

Welche Diagnose ist am wahrscheinlichsten?

Ⓐ Malignes Melanom
Ⓑ Dermatofibrom
Ⓒ Nävus
Ⓓ Basalzellkarzinom
Ⓔ Verruca seborrhoica

Bei dieser Frage entspricht die Spreizung der Antwortoptionen einem mittleren Schwierigkeitsgrad. Es handelt sich durchgehend um tumoröse Hauterkrankungen, was die Auswahl schon einengt. Jede dieser Antwortoptionen beschreibt eine Hautveränderung, die entweder in der Regel pigmentiert ist oder zumindest – wie das Basalzellkarzinom – pigmentiert sein kann. Trotzdem sind die Antwortoptionen unterschiedlich genug, dass grundsätzliche Kenntnisse der gewählten Diagnosen zur Lösung der Frage ausreichen.

Bei gleichbleibender Vignette kann man nun die Frage durch eine noch größere Spreizung der Antwortoptionen noch wesentlich erleichtern. Zur Illustration hier ein geradezu absurd einfaches Beispiel:

Bei einer 25-jährigen Frau findet sich am Rücken eine 4 x 3 cm große Pigmentläsion. Diese liegt z.T. im Niveau der Haut, z.T. ist sie ganz diskret erhaben. Die Läsion ist weitgehend homogen dunkelbraun gefärbt. Die Begrenzung unregelmäßig und polyzyklisch.

Welche Diagnose ist am wahrscheinlichsten?
- Ⓐ Malignes Melanom
- Ⓑ Herpes simplex
- Ⓒ Erysipel
- Ⓓ Molluscum contagiosum
- Ⓔ Morbilli

Die Spreizung dieser Antwortoptionen erstreckt sich beinahe über das gesamte Spektrum des Fachs. Nur eine einzige der Antwortoptionen ist in der Regel pigmentiert – eben das maligne Melanom. Alle anderen Diagnosen sehen schon auf den ersten Blick völlig anders aus. Die klinischen Bilder umfassen gruppierte Bläschen (Herpes simplex), flächenhafte Rötung mit Fieber (Erysipel), gedellte, hautfarbene Papeln (Mollusca contagiosa) und ein disseminiertes rötliches Exanthem (Morbilli). Somit ist das einzige, was man mit dieser Frage überprüft, die grundsätzliche Kenntnis der verwendeten diagnostischen Namen. Genau genommen genügt vielleicht sogar allein zu wissen, dass das Melanom der „schwarze Krebs" ist, um die Frage mit hoher Wahrscheinlichkeit beantworten zu können, sogar wenn man mit den restlichen Begriffen nicht viel anfangen kann.

Im Gegenteil kann man die Frage aber auch deutlich erschweren, wenn man die Spreizung der Antwortoptionen verringert, d.h. näher aneinander rückt:

Bei einer 25-jährigen Frau findet sich am Rücken eine 4 x 3 cm große Pigmentläsion. Diese liegt z.T. im Niveau der Haut, z.T. ist sie ganz diskret erhaben. Die Läsion ist weitgehend homogen dunkelbraun gefärbt. Die Begrenzung unregelmäßig und polyzyklisch.

Welche Diagnose ist am wahrscheinlichsten?

Ⓐ Akral lentiginöses Melanom
Ⓑ Lentigo maligna
Ⓒ Superfiziell-spreitendes Melanom
Ⓓ Noduläres Melanom
Ⓔ Inflammatorisches Melanom

Die richtige Antwort lautet "Superfiziell-spreitendes Melanom". Obwohl die Vignette gleich geblieben ist, wurde die Frage nun deutlich schwieriger. Nun genügt es nicht mehr, eine grundsätzliche Kenntnis der allgemeinen Kriterien eines Melanoms zu haben. Stattdessen erwartet man von den Studierenden ein schon sehr spezifisches Wissen über die verschiedenen klinischen Subtypen, die man beim malignen Melanom unterscheiden kann. Durch die Verringerung der Spreizung, durch größere „Nähe" der Antwortoptionen, wurde die Anforderung deutlich erhöht.

Diese Spreizung der Antwortoptionen lässt sich nicht nur auf diagnostische Fragen, sondern auch auf alle anderen Key features und auf alle Grundlagenfragen anwenden. Stellt man etwa beim Fall eines Erysipels – dem durch Streptokokken bedingten Rotlauf – eine therapeutische Frage, so könnte eine große Spreizung etwa ein Virustatikum, ein Antimykotikum, ein Antiparasitosum, ein kühlendes Externum und natürlich ein Antibiotikum umfassen. Dann ist die Frage leicht, und es genügt zu wissen, dass das Erysipel bakteriell bedingt ist. Bei geringer Spreizung würde man dagegen fünf Antibiotika zur Auswahl anbieten. Dann müssen die Studierenden nicht nur den spezifischen Krankheitserreger (beta-hämolysierende Streptokokken), sondern auch dessen Resistenzmuster kennen und damit Penicillin G als die Therapie erster Wahl identifizieren können.

Ähnliches lässt sich auch bei Grundlagen anwenden. Fragt man z. B. nach der Histogenese der Mycosis fungoides (ein kutanes T-Zell-Lymphom), so könnte man bei großer Spreizung Histiozyten, Melanozyten, Langerhanszellen, Keratinozyten und Lymphozyten anbieten. Zur Lösung der Aufgabe genügt das Wissen, dass die Mycosis fungoides ein „Lymphom" ist, folglich von Lymphozyten abstammt. Bietet man dagegen B-Lymphozyten, T-Helfer-1-Zellen, T-Helfer-2-Zellen, T-Suppressor-Zellen und NK-Zellen an, dann wird die Sache schwierig und setzt zur Beantwortung schon beinahe Facharztniveau voraus.

19. Vignetten systematisch formulieren

Wir haben nun schon unzählige Beispiele von Vignetten gesehen, bei denen immer wieder ähnliche Inhalte aufgetreten sind. Angaben zur Person, anamnestische Hinweise und klinische Befunde kamen fast in jedem Beispiel vor, manchmal auch die Ergebnisse von apparativen bzw. labortechnischen Untersuchungen. Um Ordnung in die Vignettenformulierung zu bekommen, sollte man sich einmal eine vollständigen Ablauf bei der Formulierung der Vignetten überlegen. Dabei orientiert man sich am besten an der tatsächlichen zeitlichen Abfolge, wie man sie im ärztlichen Beruf erlebt. Die Reihenfolge der einzelnen Bereiche der Vignette könnte folgendermaßen aussehen:

- Angaben zur Person: Dies umfasst Alter, Geschlecht und fallweise auch Beruf.
- Räumliches und organisatorisches Umfeld: Erfolgt die Vorstellung in der Ordination oder in einer Ambulanz, wird man an ein Spitalsbett oder zu einem Hausbesuch gerufen, kommt die betroffene Person allein oder wird sie von jemand anderem gebracht?
- Grund der Konsultation: Kommt die Person wegen Kopfschmerzen, wegen einer Hautveränderung, wegen bestimmter Sorgen, oder zu einer routinemäßigen Untersuchung?
- Anamnestische Angaben: Dauer und Art der Beschwerden, frühere Episoden und Erkrankungen, soferne relevant, werden hier angeführt.
- Klinische Befunde nach dem IPPAF-Schema: Was ergeben Inspektion, Palpation, Perkussion, Auskultation und Funktionsprüfung?
- Laborbefunde: Es werden alle Laborwerte angegeben, die zur Lösung des Problems relevant sind.
- Ergebnisse apparativer Untersuchungen: Fallweise wird die Beurteilung auf die Resultate von bildgebenden Verfahren oder apparativen Funktionstests begründet.

- Zwischenzeitlicher Verlauf: Es sind Vignetten möglich, bei denen sich das Problem nicht auf die Erstvorstellung bezieht, sondern auf einen späteren Zeitpunkt, sodass auch noch seit der initialen Konsultation eingetretenen Veränderungen, ggf. auch Reaktionen auf bestimmte therapeutische Interventionen, in die Fallbeschreibung aufgenommen werden.
- Klare Fragestellung: Als letztes kommt die eigentliche Frage bzw. die Formulierung des Problems, zu dem eine Antwort gesucht wird. Diese muss eindeutig sein und sich auf die vorangegangene Fallvignette beziehen.

Vergleichen Sie diese Liste mit den vorangegangenen Fallbeispielen, so werden Sie feststellen, dass jedes Mal nur ein Auszug aus diesen Punkten vorhanden war. Es ist nämlich keineswegs nötig, immer alle Aspekte anzuführen. Jeder Punkt, der gebracht wird, sollte jedoch in der hier geschilderten Reihenfolge stehen. Dies erleichtert den Autorinnen und Autoren das Formulieren, und es erleichtert es den Prüfungskandidaten, sich auf die wesentlichen Inhalte zu konzentrieren.

Angesichts der Fülle an Informationen, die man in jedem Fall anbieten könnte, muss man auf Grund der Prüfungsziele eine vernünftige Auswahl treffen. Man muss alle Hinweise anbieten, die zur Lösung des gestellten Problems notwendig sind. Oft sind nur wenige Kriterien erforderlich, und die resultierenden kurzen Vignetten ermöglich es, mehr Fragestellungen in der gleichen Prüfungszeit unterzubringen, als wenn man lauter umfassende Vignetten hätte. Generell sind Prüfungen mit vielen kurzen Problemstellungen verlässlicher („valider") als solche mit wenigen, langen Problemen.

Möchte man aber auch die Fähigkeit evaluieren, Wesentliches von Unwesentlichem zu unterscheiden, oder zielt man auf die Interpretation von normalen und pathologischen Befunden ab, dann wird man zusätzlich zu den essentiellen Hinweisen noch weitere Informationen in die Vignette einbauen, auch wenn diese nicht unmittelbar lösungsrelevant sind.

Bei der Frage, die auf die Vignette folgt, ist darauf zu achten, dass sie sich unmittelbar auf den geschilderten Fall bezieht. Die

Frage muss so formuliert sein, dass sie ohne Kenntnis der Vignette nicht lösbar ist. So wäre es sinnlos, lichtvoll einen Herpes-Fall zu schildern, und dann die Frage zu stellen, „Was ist der Erreger des Herpes simplex?" Dann wäre die Vignette Zeitverschwendung, und statt der Problemlösefähigkeit würde man einfaches, kontextfreies Faktenwissen abfragen. Lautet die Frage stattdessen „Welcher Krankheitserreger wird den geschilderten Zustand am ehesten verursacht haben?", dann schließt die Frage unmittelbar an die Vignette an und verlangt eine fachkundige Interpretation derselben.

20. Vignetten ansprechend formulieren

In den vorangegangenen Kapiteln haben wir schon etliche Quali-
tätsaspekte der Fallvignetten angesprochen. Dabei ist es u. a. um
die Kriterien, die in einer Fallvignette enthalten sein sollen gegan-
gen, um deren Reihenfolge und deren Aussagekraft sowie um die
Bedeutung verschiedener Zusatzinformationen.

Über diese stringenten Vorgaben hinaus sollen die Fallvignetten
aber auch in einer Weise formuliert werden, die die Leserinnen und
Leser anspricht, die sie das Problem auch emotional erfassen lässt.
Die es ihnen ermöglicht, in die ärztliche Rolle nicht nur intellektu-
ell, sondern auch empathisch einzutreten, von dem geschilderten
Patienten und seiner Situation in gewissem Sinne „betroffen" zu
sein. Deshalb sollen die Aspekte einer guten Fallvignette noch ein
wenig erweitert werden. Nach C.F. Herreid sollen gut formulierte
Fallvignetten eine Reihe von zusätzlichen Kriterien erfüllen:

- Erzählt eine Geschichte: Jede Fallvignette geht von einer Geschichte aus, sie ist Teil der narrativen Medizin.
- Fokussiert auf einen interessanten Aspekt: Bei jeder konkreten
  Patientensituation steht ein oder stehen einige wenige Aspekte
  im Vordergrund. Gerade bei Fallvignetten mit didaktischer Ziel-
  setzung sollte daher eine bewusste Fokussierung erfolgen und
  keine enzyklopädisch vollständige Abhandlung des Krankheits-
  bildes versucht werden.
- Ist zeitlich in den letzten 5 Jahren angesiedelt: Die Studierenden
  sollen sich mit der Geschichte identifizieren können. Deshalb
  sollte die Geschichte so platziert sein, dass sie in der Gegenwart
  spielen könnte.
- Stellt Empathie mit den geschilderten Personen her: Die Geschichte soll die Studierenden emotionell ergreifen. Deshalb soll
  man nicht bloß nüchtern ein paar Fakten zum Fall schildern, sondern mit ein oder zwei Aspekten die individuelle Dimension der
  betroffenen Person aufnehmen. Beispiele sind Hinweise auf den
  unmittelbaren Vorstellungsanlass („Mein Freund hat gesagt, ich

soll mir das einmal anschauen lassen", die subjektiven Befürch-
tungen („Ist das etwas Böses? Man liest ja so viel darüber in der
Zeitung.") oder besondere Verhaltensweisen („Der Bub rutscht
unruhig auf dem Sessel hin und her."). Damit entsteht ein unmit-
telbarer persönlicher Bezug, und es ist für die Leser fast unmög-
lich, davon emotional nicht in irgendeiner Form angesprochen
zu werden.

- Verwendet die direkte Rede: Eine einfache Methode, um emo-
tionale Präsenz und Lebendigkeit zu erzeugen liegt in der Anwendung der direkten Rede. „Es juckt Tag und Nacht" vermittelt
einfach einen intensiveren Eindruck als „Die Patientin gibt an,
dass Juckreiz bestünde".

- Ist für die Lerner relevant: Sowohl die ausgewählten Diagnosen
als auch die Teilaspekte, auf die die Vignette fokussiert, müssen
für das gegenwärtige Lernereignis der Studierenden relevant
sein.

- Erfüllt einen pädagogischen Zweck: Mit jeder Vignette überprüft
man ein oder mehrere Ausbildungsziele. Die Auswahl der an-
geführten Kriterien und Details sollten dahingehend fokussiert
werden, dass sie ihren pädagogischen Zweck erfüllen. Sie rücken jene Aspekte in den Vordergrund, die im gegenständlichen
Lernkontext als besonders wichtig angesehen werden.

- Stellt einen Konflikt dar: Stets legt man die Vignetten so an, dass
sie mehrere Möglichkeiten offen lassen und damit die ärztlich
Handelnden in eine Konfliktsituation bringen, aus der die beste
Lösung gefunden werden muss.

- Erfordert eine Entscheidung: Als logische Folge aus einer Konfliktsituation ergibt sich, dass die Studierenden eine klare Entscheidung treffen müssen.

- Ist generalisierbar: Jede Fallvignette ist eine individuelle Geschichte. Trotzdem sollen die Kriterien, auf die die Vignette Bezug nimmt, in einem weiteren Kontext gültig sein.

- Ist kurz: Es hat meist wenig Sinn, lange Geschichten zu schreiben,
die mehrere Druckseiten einnehmen. Dadurch nimmt allein das
Lesen der Vignetten sehr viel Zeit in Anspruch, und man kann
pro Prüfungsereignis nur wenige Fragen stellen. Prüfungen mit

vielen kurzen, fokussierten Fallvignetten sagen über das Können der Kandidatinnen und Kandidaten dagegen sicher mehr aus.

Berücksichtigt man diese Kriterien bewusst beim Verfassen der ersten Fallvignetten, dann werden sie einem rasch selbstverständlich. Bei allen weiteren Vignetten ist es dann nicht einmal mehr notwendig, jedes Mal daran zu denken. Die Fallbeschreibungen erhalten dann fast „von selbst" die geschilderte Form.

21. Sagen Bilder mehr als Tausend Worte?

Fast alle Fragen, die in diesem Leitfaden besprochen werden, sind rein textbasierte Fragen gewesen. Das hat einen pragmatischen Grund – mit Texten können alle Prüfungsverwaltungssysteme umgehen, und die Druckqualität der Prüfungsbögen spielt dabei keine große Rolle. Außerdem lassen sich schriftliche Fragen in unbegrenzter Zahl erstellen, während Bildmaterial meist nur in limitierter Menge vorhanden ist. Trotzdem kann es sinnvoll sein, in die Fallvignetten auch Bilder einzubauen.

Die Integration von Bildern in die Fallvignetten hat aber nur Sinn, wenn Bildmaterial in ausreichender Menge und in ausreichender Qualität zur Verfügung steht. Möchte man wirklich die blickdiagnostischen Kenntnisse überprüfen, so sind von jeder Entität mindestens 20 unterschiedliche Bilder von verschiedenen Personen notwendig. Andernfalls spricht sich rasch durch, dass „das blonde Kind mit den grünen Socken" Masern hat.

Dieses Beispiel zeigt auch ein grundsätzliches Problem in der Verwendung von Bildern in MC-Fragen auf. Hat man beim Lernen und Prüfen nämlich das Ziel, die analytische Einschätzung von Kriterien und deren Abwägung gegeneinander in den Vordergrund zu rücken, dann sind textlich dargestellte Fallvignetten sogar jenen mit Bildern überlegen. Versucht man dieses Wissen nur über Bilder zu vermitteln und abzuprüfen, so wird man wenig Bezug zu sprachlich ausdrückbarem, explizitem Wissen herstellen können. Andererseits kann es natürlich auch gerade das Ziel sein, eine intuitive Einschätzung auf Grund eines visuellen Eindrucks abgeben zu können. In einer solchen Situation sind natürlich Bilder dem reinen Text überlegen. Ebenso können auch auditive Elemente (z. B. Herztöne) oder Videosequenzen (z. B. bei neurologischen oder psychiatrischen Krankheitsbildern) sinnvoll sein. Entscheidend ist jedes Mal, dass die Ausbildungsziele, der vorangegangene Unterricht und die Zielrichtung des Prüfungsereignisses übereinstimmen.

22. Warum man sich vor dem Cueing-Effekt nicht fürchten muss

„Das Kreuzerl an die richtige Stelle setzen kann jeder" oder „Angesichts der Antwortoptionen braucht man ja gar nichts zu wissen" sind oft vorgebrachte Argumente, die den Wert von MC-Prüfungen in Zweifel ziehen. Die Tatsache, dass die Antwortmöglichkeiten vorformuliert sind, hilft den Studierenden während der Prüfung wirklich in unterschiedlichem Maß. Die Auswahl der Antwortoptionen an sich und deren Formulierung können Hinweise („Cues") geben, sodass das Prüfungsergebnis anders ausfällt, als wenn man die Antwort aktiv formulieren hätte müssen. Man spricht vom sog. Cueing-Effekt.

Dieser Effekt ist allerdings weniger dramatisch, als man gemeinhin annehmen könnte. Als erstes wird ja die Ratewahrscheinlichkeit, d.h. die Wahrscheinlichkeit, die richtige Antwort zufällig anzukreuzen, auch wenn man fachlich überhaupt nichts weiß, bei jeder Beurteilung einer MC-Prüfung berücksichtigt. Während bei offenen Fragen, die aktiv formuliert werden müssen, meist eine Quote von 50 % für eine positive Note genügt, wird dieser Wert für MC-Prüfungen meist bei etwa 2/3 oder bei 70 % angesetzt.

Ein weiterer Punkt, der den Cueing-Effekt weniger dramatisch erscheinen lässt, ergibt sich aus experimentellen Befunden. Es konnte nämlich gezeigt werden, dass bei ein und derselben Person die Ergebnisse, die bei offenen Fragen erzielt werden, sehr eng mit den Ergebnissen von MC-Fragen zum gleichen Stoffgebiet korrelieren. D.h., wer bei den offenen Fragen gut ist, ist das auch bei MC-Fragen, und wer beim einen Fragentyp schlecht abschneidet, schneidet in der Regel auch beim anderen Fragentyp schlecht ab. Hinzu kommt, dass der Cueing-Effekt mit steigender Leistung immer geringer wird: Je kompetenter jemand in einem Fachgebiet ist, desto geringer ist der Cueing-Effekt.

Schließlich spielt auch der Schwierigkeitsgrad der Frage eine Rolle: Ist die Frage einfach, ist der Cueing-Effekt unwesentlich, ist die Frage dagegen schwer, dann spielt der Cueing-Effekt eine deutlichere Rolle. Somit hat man den Cueing-Effekt gut im Griff, wenn die Fragen im Schwierigkeitsgrad möglichst gut an das erwartete Leistungsniveau der Studierenden angepasst sind.

Am Rande sei erwähnt, dass es nicht nur diesen „positiven" Cueing-Effekt gibt, d. h. dass auf Grund der angebotenen Optionen die Fragen besser beantwortet werden, sondern dass es auch einen „negativen" Cueing-Effekt gibt, d. h. dass eine Frage aufgrund der Distraktoren sogar eher falsch beantwortet wird. Dieser negative Cueing-Effekt betrifft – leider – jene Personen, die fast schon zuviel wissen. Diese können auf Grund ihrer Detailkenntnisse durch die Auswahloptionen sogar einmal vom naheliegenden Weg abgebracht werden – auf den sie bei einer offenen Frage sonst sofort gekommen wären – sondern können einmal sogar durch eine Antwortoption irrtümlich auf die falsche Fährte gelockt werden. Dieser negative Cueing-Effekt ist jedoch quantitativ vernachlässigbar.

23. Indirekte Lösungshinweise

Tatsächlich spielt der Cueing-Effekt nur eine untergeordnete Rolle, vorausgesetzt, dass die Fragen gut formuliert sind und man indirekte Lösungshinweise vermeidet. Darunter versteht man Unachtsamkeiten in der Formulierung, die allein auf Grund sprachlicher bzw. logischer Aspekte einen Hinweis auf die richtige Lösung geben, auch wenn die betroffene Person fachlich nichts über das Thema weiß. Diese Gefahr ist bei fallorientierten Fragestellungen a priori gering, deshalb soll zur Verdeutlichung eine Standardfrage herhalten.

Welche Aussage zum Melanom ist richtig?
- Ⓐ Es entsteht aus Melanozyten.
- Ⓑ Am Rücken findet man es bevorzugt bei Frauen.
- Ⓒ Es bleibt stets auf die dermo-epidermale Junktionszone beschränkt.
- Ⓓ In fortgeschrittenen Stadien erfolgt die Heilung durch Chemotherapie.
- Ⓔ Bei Männern ist immer der Rücken betroffen.

In diesem Beispiel treten gleich mehrere Fehler nebeneinander auf. Die richtige Antwort ist A. Hierfür gibt es aber schon einen sprachlichen Lösungshinweis: In der Vignette steht „Melanom", in der richtigen Auswahloption kommt das Wort „Melanozyt" vor – allein der gemeinsame Wortstamm legt hier schon eine Verbindung nahe. Als nächstes sind mit Ⓑ und Ⓔ zwei einander widersprechende Aspekte genannt. Wiederum kann man ohne Sachkenntnis erkennen, dass zumindest eine von beiden falsch sein muss. Die Aussage Ⓔ dagegen beinhaltet einen weiteren Lösungshinweis in Form des Wortes „immer". In der Medizin und in der Biologie – und in vielen anderen Gebieten – gibt es fast nichts, was mit 100 % zutrifft. Somit sind alle Behauptungen, die „immer", „stets", „sicher", „nie",

„in keinem Fall", „in jedem Fall" usw. enthalten, von vornherein eher falsch. Dagegen haben Aussagen, die weicher formuliert sind, z. B. mit „gelegentlich", „fallweise", „kann auftreten", „ist möglich" etc. a priori eine höhere Wahrscheinlichkeit, zuzutreffen.

Ein weiterer Lösungshinweis, der manchmal unbewusst Eingang in eine Frage findet, ist die Länge der Antwortoptionen. Es kann passieren, dass man z. b. die richtige Therapieoption deutlich ausführlicher formuliert als die falschen – und damit einen indirekten Hinweis auf die richtige Lösung gibt.

Zusammenfassend kann man festhalten, dass die indirekten Lösungshinweise vor allem beim Typ der MC-Standardfrage häufig auftreten. Die Gefahr bei fallorientierten Aufgaben ist vergleichsweise gering. Es zahlt sich aber trotzdem aus, jede entworfene Frage mit zeitlichem Abstand nochmals auf versteckte formale Lösungshinweise zu überprüfen.

24. Ein Qualitätssicherungszyklus in der Fragenerstellung

Erstellt man MC-Fragen für den „internen" Gebrauch, z. B. zur orientierenden Lernzielkontrolle in einer Lehrveranstaltung, zum Selbsttest für die Studierenden oder zur Verwendung als Diskussionsgrundlage im Präsenzunterricht, dann kann man getrost die Fragen nach bestem eigenen Kenntnisstand entwerfen und gebrauchen. Allerdings ist auch hier zu empfehlen, jede Frage nach einem zeitlichen Abstand von ein paar Tagen nochmals anzusehen – das eine oder andere Problem fällt einem dann schon selbst auf. Sollen die Fragen jedoch in summativen, entscheidenden Prüfungsereignissen, sei es im Studium, sei es in der postgradualen Weiterbildung, verwendet werden, dann ist ein Qualitätssicherungsprozess nötig. Verlässt man sich nämlich bei der Fragenerstellung nur auf sich selbst, dann können einem zahlreiche Fehler passieren:

- Privatmeinung: Man ist überzeugt, dass die richtige Antwort klar auf der Hand liegt und die falschen wirklich falsch sind. Dies entspricht vielleicht aber nicht der allgemeinen Ansicht in dem Fach, und man weiß bloß selbst nicht, dass z. B. auf Grund neuerer Erkenntnisse auch eine der falschen Optionen eine aktuelle Berechtigung bekommen hat. So wäre etwa noch vor wenigen Jahren eine Therapieoption „Creme" für ein Basalzellkarzinom purer Unsinn gewesen, während es mittlerweile eine hoch effiziente immunstimulierende Creme für diese Indikation gibt.
- Implizite Annahmen: Die Lösung erscheint Ihnen klar. Das ist sie allerdings nur, weil Sie stillschweigend von einer oder mehreren Annahmen ausgehen, die Ihnen selbstverständlich erscheinen, dem unbedarften Leser aber nicht erkennbar sind. So kann es einem passieren, dass man den Fall einer Epidermolysis bullosa (angeborene Blasenbildung auf Minimaltraumata) schildert und dabei vergisst, hinzuschreiben, dass die Probleme seit der frühesten Kindheit existieren – es ist einem selbst zwar klar, weil

man ja gerade dabei ist, Fragen zu angeborenen Hautkrankheiten zu schreiben, aber für den, der die Aufgabe, eingebettet
zwischen andere Prüfungsfragen, lösen muss, fehlt dann diese
Information.

– Fehleinschätzung des Schwierigkeitsgrades: Das ist der häufigste
Fehler, wenn man die Fragen auf sich allein gestellt im stillen
Kämmerlein entwirft. Man schreibt ja die Fragen zu einem Stoff,
in dem man sich gut auskennt, vielleicht sogar ein ausgewie-
sener Subspezialist ist. Allzu leicht passiert es dann, dass eine
Frage, die man für den studentischen Gebrauch konzipiert hat,
eigentlich für die meisten Fachkolleginnen und –kollegen, die
nicht gerade im einschlägigen Gebiet spezialisiert sind, unlösbar
ist.

– Formale Fehler: Indirekte Lösungshinweise in den Formulierungen können einem selbst auch beim zweiten und dritten Durchlesen entgehen – weil man die eigenen Formulierungen schon so
gewohnt ist und sie auch schätzt -, während eine andere Person
sie vielleicht auf den ersten Blick als problematisch entdecken
würde.

Um die genannten – und vielleicht noch ein paar nicht genannte
– Fehler zu vermeiden, sollte jede MC-Frage, bevor sie in einer
entscheidenden Prüfung verwendet wird, in einem standardisierten
Prozess überarbeitet werden. In jeder Organisationseinheit wird
dieser Prozess ein wenig anders aussehen, aber der entscheidende
Punkt muss jedes Mal sein, dass die Frage von einer Person, die
nichts mit der ursprünglichen Formulierung zu tun hatte, gegen-
gelesen wird.

Eine einfache Qualitätssicherungsschleife könnte wie folgt aussehen:

– Autorin bzw. Autor entwirft eine MC-Frage
– Kollegin bzw. Kollege versieht die Frage mit Korrekturvorschlä-
gen und Anmerkungen
– Die Frage geht an die Autorin bzw. den Autor zurück und die
Korrektur wird druchgeführt.

Ein etwas aufwändigerer Prozess könnte folgende Struktur haben:

- Autorin bzw. Autor entwirft eine MC-Frage
- Eine andere Person führt eine formale Prüfung auf allgemeine Verständlichkeit, Logik und potentielle Lösungshinweise durch und versieht sie mit Kommentaren und Änderungsvorschlägen
- Eine facheinschlägige Kollegin oder ein Kollege versieht die Frage mit Korrekturvorschlägen und Anmerkungen
- Die Frage geht an die Autorin bzw. den Autor zurück. Die Anmerkungen und Korrekturen werden berücksichtigt.
- Die Frage geht an eine dritte Kollegin oder einen dritten Kollegen, der die Frage abschließend überprüft, ggf. mit Autorin bzw. Autor Rücksprache hält und frei gibt.

Als Minimalerfordernis ist das Gegenlesen durch eine zweite Fachperson unabdingbar und sollte niemals unterlassen werden.

25. Der Beitrag der Statistik

Die Qualitätssicherung betrifft nicht nur die primäre Erstellung der Fragen, sondern auch die Erfolge, die die Frage in der tatsächlichen Verwendung zeigt. Wenn eine Frage in einem Prüfungsereignis mit vielen Kandidaten verwendet wird, dann lassen sich daraus statistische Maßzahlen ableiten, die weitere Qualitätshinweise geben. Die beiden wichtigsten Parameter sind die Schwierigkeit und die Trennschärfe.

Die Schwierigkeit ergibt sich bei MC-Aufgaben mit Einfachwahl aus dem Anteil der Studierenden, die die Frage richtig beantwortet haben. Die Schwierigkeit wird in Prozent oder als Wahrscheinlichkeit angegeben. Als sinnvoller Schwierigkeitsgrad gilt ein Bereich von 0.4–0.9. Eine Frage, die alle Kandidaten beantworten (Schwierigkeitsgrad 1.0) ist wahrscheinlich zu leicht, eine Frage, die weniger als 40 % beantworten (Schwierigkeitsgrad unter 0.4) wahrscheinlich zu schwer.

Diese Richtlinie sollte man aber als Lehrperson kritisch hinterfragen. Handelt es sich z. B. eine Lehrveranstaltung, die darauf abzielt, dass wirklich alle teilnehmenden Personen bestimmte Schlüsselprobleme richtig lösen können, so kann ein Schwierigkeitsgrad von 1.0 auch ein Qualitätsbeweis für die vorangegangene Ausbildung sein.

Das zweite wichtige Kriterium ist die Trennschärfe. Man möchte ja Fragen haben, die von Leuten, die gut gelernt haben, auch relativ sicher beantwortet werden können, und von Leuten, die sich schlecht vorbereitet haben, eher nicht. Ein einfacher Weg, dieser Frage nachzugehen, liegt darin, das Ergebnis jeder einzelnen Frage mit den Ergebnissen aller anderen Fragen bei jeder einzelnen Person zu vergleichen. Diese Korrelation wird als Trennschärfe bezeichnet. Wenn die Personen, die eine konkrete Frage richtig beantwortet haben, in ihrer Trefferquote bei allen anderen Fragen zu den Besseren gehören, dann geht die Korrelation gegen 1. Wenn das Beantworten der konkreten Frage in keinem Zusammenhang mit der sonstigen Leistung der Personen in der übrigen Prüfung steht, beträgt die Korrelation 0. Die Korrelation kann auch negativ sein: Das bedeutet dann, dass jene Personen, die im Prinzip gut gelernt haben, gerade bei dieser Frage eher auf eine falsche Antwort getippt haben.

Als gut gilt eine Frage, wenn sie eine Trennschärfe von mindestens 0.2 hat, tolerabel ist es auch noch zwischen 0.1 und 0.2. Eine negative Trennschärfe sollte die Alarmglocken schrillen lassen. Dann liegt vielleicht ein negativer Cueing-Effekt vor, d. h. dass man gerade bei sehr gutem Wissen durch die Antwortoptionen auf die falsche Fährte gerät. Ebenso aber ist es auch möglich, dass die Frage formal falsch ist, d. h. dass z. B. für die Auswertung eine falsche Antwortoption irrtümlich als die richtige hinterlegt wurde.

Die genannten statistischen Kennzahlen – Schwierigkeitsgrad und Trennschärfe – sind wesentliche Qualitätskriterien für die posthoc-Beurteilung von MC-Fragen. Wenn die Prüfungsfragen geheim bleiben, d. h. unter Studierendenkreisen keine legale oder illegale Verbreitung finden, dann kann man mit zunehmender Zahl an Prüfungsdurchgängen auch einen immer höheren Anteil derart statistisch abgesicherter Fragen verwenden. Weiters hat man die Möglichkeit, Fragen, die statistisch enttäuscht haben, zu modifizieren oder für die Zukunft – oder gar auch für den aktuellen Prüfungsdurchgang – herauszunehmen. Wenn die Fragen allerdings nach jeder Prüfung öffentlich werden, dann kann man aus der Statistik immerhin noch etwas für das Formulieren zukünftiger Fragen lernen. Entscheidend aber bleibt, dass die statistische Überprüfung einen nicht von der Notwendigkeit entbindet, bereits in der Phase der Fragenentwicklung auf die nötige Qualitätssicherung zu achten.

26. „Assessment drives Learning"

In den diversen Bildungseinrichtungen legt man in der Regel großen Wert auf innovative Unterrichtsformen, versucht, die Lehre interessant und abwechslungsreich zu gestalten, die Studierenden einzubinden und generell ein studierendenzentriertes, motivierendes Klima zu schaffen. Manchmal werden diese Bemühungen von den Studierenden angenommen, manchmal nicht. Das ist gar nicht so verwunderlich, denn Studierende haben zwei verschiedene Interessenslagen, die einander manchmal konkurrieren: Das eine Interesse ist ein „intrinsisches", ein Interesse an den Inhalten an sich, am künftigen Beruf, an der Forschung, an Patientinnen und Patienten, an der Faszination des Studiums, an der eigenen Persönlichkeitsentwicklung, am Sinn des Lernens. Das andere Interesse ist eher „extrinsisch" vorgegeben und betrifft den Wunsch, das Studium bzw. das Ausbildungscurriculum positiv abzuschließen, es zu „schaffen", sich möglichst gut auf die studienimmanenten Anforderungen vorzubereiten bzw. – verkürzt und mit anderen Worten – die nächste Prüfung zu bestehen. Je stringenter ein Curriculum aufgestellt ist, desto stärker wird die zweite Gruppe der Interessen in den Vordergrund treten und zumindest phasenweise die ersteren an den Rand drängen.

Muss man nun feststellen, dass das Lehrangebot trotz aller Bemühungen seitens der Lehrenden von den Studierenden nicht gebührend angenommen wird, so kann das an diesem Interessenskonflikt liegen. Das Lehrangebot mag zwar den Aspekten entgegenkommen, für die man sich „intrinsisch" interessiert, geht aber an den „extrinsischen" Anforderungen – d.h. den Anforderungen des Prüfungssystems – vorbei. Die Studierenden lernen dann nicht primär das, was für ihren zukünftigen Beruf bzw. ihre Persönlichkeitsentwicklung essentiell ist, sondern das, was sie zum Bestehen der nächsten Prüfung befähigt. Was gelernt wird und wie gelernt wird, wird nicht mehr durch die Art des Unterrichts oder die genuinen Interessen der Studierenden bestimmt, sondern durch Art und Inhalt der Prüfungen: „Assessment drives learning".

Der Ausweg aus diesem Dilemma liegt in der Gestaltung der Prüfungen. Wir müssen es schaffen, die Prüfungen so anzulegen, dass die Vorbereitung auf die Prüfung nicht an den eigentlichen Lernzielen vorbei geht, sondern möglichst gut auf diese Lernziele fokussiert ist. MC-Prüfungen werden in einem solchen Kontext immer nur eine von mehreren Prüfungsmethoden sein, und insbesondere strukturierte mündliche Prüfungen und objektive strukturierte klinische Examen (OSKE) erlangen zunehmend Bedeutung. Gut angelegte MC-Fragen, die klinisch orientiert sind, die Problemlösekompetenz verlangen, die eine Integration von deklarativem und prozeduralem Wissen erfordern, sind jedoch ein Schlüssel zu einem sinnvollen Lernverhalten unserer Studierenden.

Schließlich muss uns klar sein, dass Prüfungen in den Ausbildungswegen nicht primär dazu da sein sollen, zu selektieren und Studierende scheitern zu lassen. Prüfungen sollen im Gegenteil ein Incentive sein, sich konstruktiv mit den Inhalten zu beschäftigen und sich weiterzuentwickeln, sodass man – als Nebeneffekt – auch die Prüfung bewältigen kann. Personen, die sich auf eine Prüfung vorbereitet und diese positiv abgeschlossen haben, haben damit einen höheren Kompetenzlevel erreicht und diesen auch dokumentiert. Somit kann uns eine optimale Abstimmung von Lernangebot und Prüfungsanforderungen, mit sinnvoll gestalteten MC-Fragen, dem eigentlichen Ausbildungsziel näherbringen: vom *„Hinaus-*Prüfen" zum *„Hinauf-*Prüfen" zu kommen.

www.ingramcontent.com/pod-product-compliance
Lightning Source LLC
Chambersburg PA
CBHW020844210326
41598CB00019B/1969